U0265727

精油与嗅觉环境调控技术

董　娴　等编著

中国城市出版社

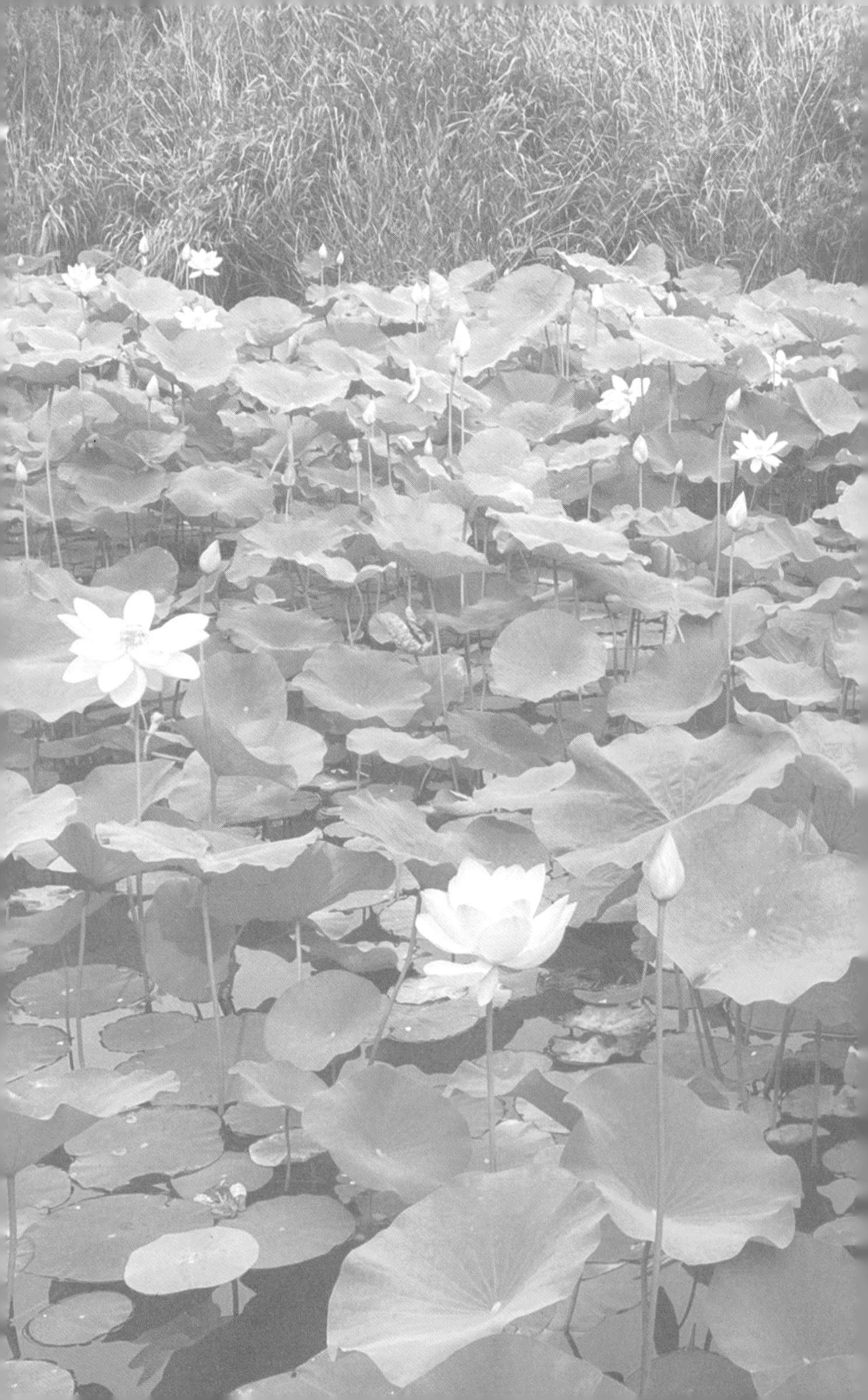

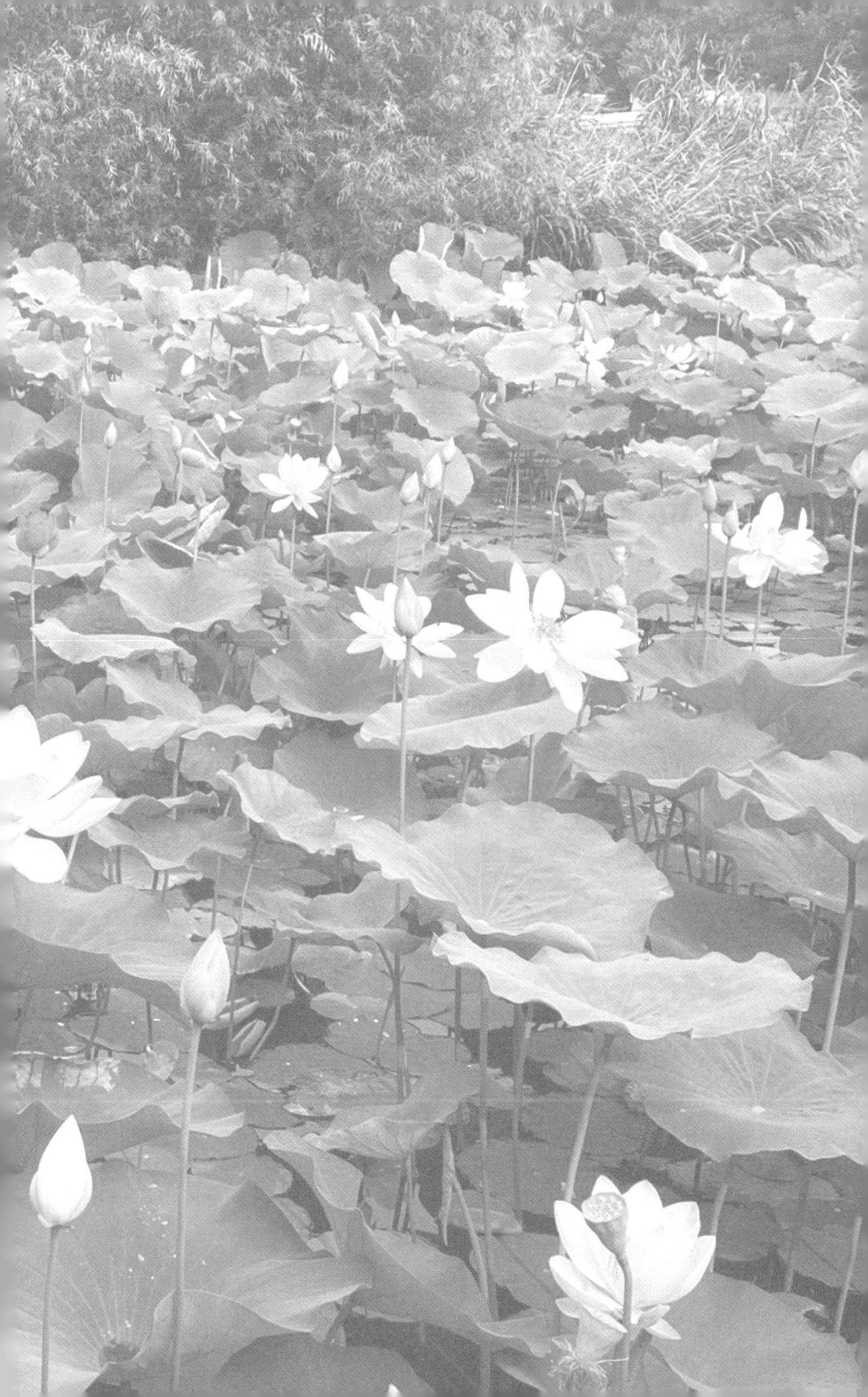

序 一

室内微环境对人的生活起居、身心健康、工作效率会产生重要的影响。长期以来，学界对室内热湿环境、声环境、光环境、空气质量以及环境对人的影响进行了深入的研究，取得了大量的研究成果，奠定了建筑环境学的学科基础。建筑环境学从使用者的角度出发，研究建筑空间内的温度、湿度、气流组织、空气质量、采光、照明、噪声和音响等及其相互间组合后产生的效果，并对此作出科学的评价，为营造舒适、健康、高效的室内环境提供了理论依据。

嗅觉作为人体重要的五感之一，可以对室内空气质量作出最直接的主观评价。嗅觉环境作为室内空气质量的重要组成部分，由于其具有复杂的学科交叉特点，相关研究多聚焦于室内空气异味对人体生理心理健康影响等医学领域。在室内空气环境研究领域，Fanger 教授最早提出了“感知空气质量”（PAQ，Perceived air quality）的概念，分析了气味强度与气味浓度之间的关系，并定义了污染感知负荷（olf）的概念，对室内感知空气质量与不满意率之间的关系进行了研究，为采用通风的方法降低空气异味、提高室内空气环境的满意率提供了理论依据。

本书的主编董娴博士主要从事建筑环境学课程的教学和相关研究工作，在清华博士后工作期间，参与了“地下工程内微型生态环境系统构建理论与技术”课题研究，该课题在分别研究热、声、光环境对人员舒适性和工作效率影响的基础上，进一步开展了地下工程声、光、热环境三因素交互作用对人员舒适性和工作效率影响的实验研究，并筛选出了影响地下工程舒适性和工效性的主要影响参数，对于地下工程室内环境营造具有重要的指导意义。

董娴博士及其研究团队的这本著作，从另一个新的专业视角，对室内嗅觉环境的营造开展了研究。该书分析 / 研究了植物精油特性、精油对嗅觉环境以及人体生理心理影响、精油雾化对室内空气环境影响，并介绍了嗅觉环境调控理论和相关设备。传统研究通常侧重于空气异味的去除，本书则是采用天然植物精油主动调控室内的嗅觉环境，这是非常有意义的探索，为室内微生态环境营造提供了一个新的研究思路。此外，该书还是一本非常好的专业科普读物，精美的插图和愉悦的文字让我充分享受到了阅读的乐趣。希望广大读者能与我有同感！

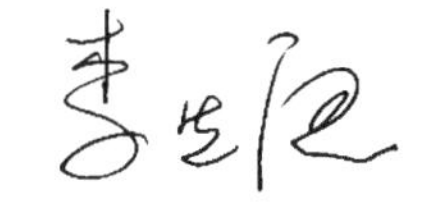

清华大学 教授 博导

国际制冷学会 E1 委员会 主席

教育部高等学校建筑环境与能源应用工程专业教学指导分委员会 秘书长

2022 年 9 月 6 日于北京

序 二

非常高兴看到我国已经有一些年轻的、有志于从事植物精油和芳香疗法研究的学者脱颖而出，尽管目前国内市面上并没有太多关于这个领域的专著或者成体系的学术研究论著，但董娴博士还是奋力探索，尤其在各种生活空间以及公共空间如何使用植物自然香气方向做了细致的探讨，并教给读者一些可行的操作方法。

从字里行间也可以感受到，她所述的科学依据也好，引证同行科研结果也好，都加入自身的研究和体会，所述内容让读者感同身受。

显然，植物精油扩香的技术和方法在当今的中国有着极为广泛的用途，包括医院、养老院、学校，以及各种职场，怎么使用，使用多少，会带来怎样的效果，在书中都一一做了描述，并提醒使用过程中的安全性问题，也呈现出女性作者的细致和体贴。

正如书中所谈到，“嗅觉经济”已经到来，无疑，精油首当其冲已经向我们走来，我们将如何迎接这个浪潮，怎样科学审视并把握好这个发展的机遇？董娴博士进行了深入的思考，并用大量笔墨剖析精油化学的知识，哪类化合物有可能缓解我们的情绪，哪类化合物又能帮助我们提振精神，又是什么精油可以使我们免疫力提高。显然这远远不止与对你的皮肤，更是对你的心灵；也不是单纯的对你个人空间质量的提升，更是对人类生活空间的守卫。

值得欣慰的是，虽然市面上已经有不少关于芳疗的书籍，我们仍然发现本书中所述观点和内容都引证了不少嗅觉功能的科学依据，为了让普通读者读懂这些内容，在表达方式上尽可能做到通俗易懂，使该书成为人人可读的书籍，这也实为难得。

董娴博士及她的团队在该著作里多角度阐述了嗅觉环境调控的理论和方法，旨在让更多芳疗爱好者和空间释香者能够更有效、更安全地使用精油，这也是行业发展的根本。

我相信读者们都会在此书中找到自己想要的内容，并以此服务周边的亲人、朋友和同事，还可以帮助到那些被生活或工作压力所烦恼的人们，相信：植物释香，让生活更美好。

上海交通大学 教授 博导

芳香植物研发中心 主任

2022 年 9 月 8 日于上海

前 言

随着人们生活水平的提高和对美好生活的向往，植物精油的应用已经越来越普及，芳香疗法已融入人们的日常生活，良好的空气香氛环境已成为一种高品质生活的需求和象征。芳香疗法的快速发展亟须理论的指导，嗅觉环境的调控作为室内空气环境的研究分支，需要基础研究和规范的引领。目前，将植物精油应用于室内嗅觉环境改善及对人的生理心理影响研究较少，仅局限于相关研究者的研究论文，无法满足广大的芳疗从业者和空气环境调控研究者的需求。

本书作者及研究团队一直致力于建筑室内环境对人员舒适健康影响的研究。本书结合近些年研究成果，讲述了植物精油的使用对人员及室内环境的影响、精油与嗅觉环境相互间的作用关系、嗅觉环境构建的影响因素、嗅觉环境调控技术的理论基础等。第 1 章介绍了芳香疗法的起源、国内外发展现状及发展趋势；第 2 章介绍了植物精油相关的基础知识，包括植物科属、精油化学、精油的萃取技术及精油居家健康护理；第 3 章介绍了精油作为气味物质对人体的健康影响，包括嗅觉系统及气味传导机理、嗅觉环境对人体情绪及生理影响、嗅觉环境的人因工程学研究；第 4 章介绍了精油雾化对室内环境质量的影响，包括雾化精油辅助去除室内空气颗粒物的作用机理、精油对室内微生物抑制和杀灭的原理及实验研究、精油香型的基本分类；第 5 章介绍了基于植物精油的嗅觉环境调控原理和方法，包括室内扩香浓度的控制标准和计算方法、雾化扩香设备的分类和工作原理，扩香设备在不同使用场合的设计与选用方法等。

本书可作为芳香疗法的技术资料，既适用于初学者和爱好者作为入门参考，也适用于资深芳疗师深入了解芳香疗法的基础理论，同时也为雾化扩香设备的从业者开展相关研究提供有益参考。本书可作为室内空气环境专业的参考书，尤其在嗅觉环境调控方法、精油扩香对室内空气环境的影响等方面，有一定的参考价值。

本书由董娴博士主编。第 1 章由于青延、蔡敏玲编写；第 2 章由蔡敏玲、董娴、于青延编写；第 3 章、4 章由董娴、连慧亮编写；第 5 章由耿世彬、董娴编写；赵英廷、于青延负责全书的插图。书中引用了大量的他人研究成果，在此一并表示感谢！参考文献如有遗漏请及时联系编者订正。

由于编者水平有限，书中难免存在错误和疏漏，恳请读者给予批评指正。

目 录

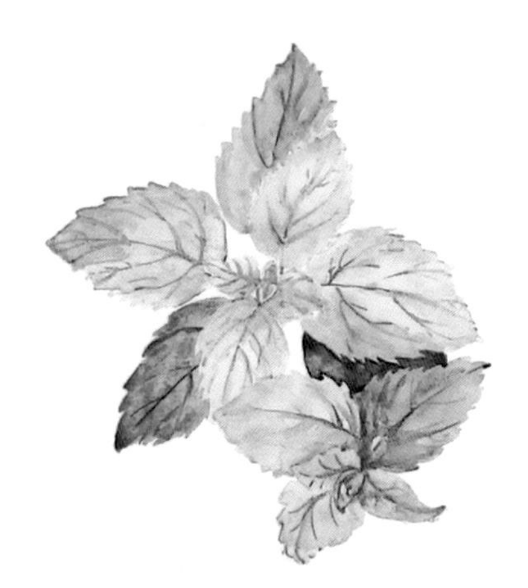

第 1 章

芳香疗法的历程和研究现状

1.1
芳香植物运用溯源

1.2
中世纪欧洲的芳疗发展

1.3
近代芳香疗法的发展

1.4
芳香疗法的发展现状

1.5
芳香疗法在中国的发展与展望

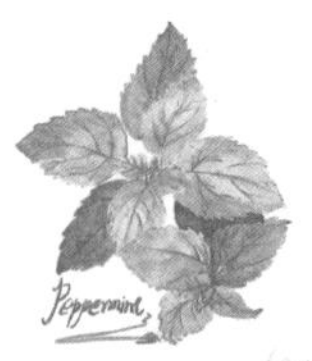

fangxiang liaofa de lishi he yanjiu xianzhuang

人类使用香料的历史非常古老，在时光流逝中已愈发难以考证具体起源。人类追寻香料的足迹遍布全球，最早关于香的记载，大多与宗教有关。随着现代科学的发展，芳香的研究与使用也愈发偏向疗愈的特质。

20 世纪，芳香疗法这一名词被正式提出。

芳香疗法“Aromatherapy”（芳疗）由两个词构成：“Aroma”意思是芬芳和香味，指的是一种渗透入空气中看不见但闻得到的挥发性物质或者分子；“Therapy”指的是能改善病症的治疗方法。这里的治疗方法，是一种辅助性疗法，作为正统医学的补充，或者说是在治疗“未病”（预防疾病）的范围内，发挥其更大的作用，但并不能取代正统医疗。现代芳香疗法的使用，除了涂抹、按摩之外，通过香气改善嗅觉环境已成为越来越重要的方式。

1.1 芳香植物运用溯源

芳香植物的运用源于草药学，在漫长的历史画卷里，处处能看到它们的身影。横向来看，世界各地都能找到草药学广泛的实证。在探索草药的路上人类留下了智慧的印记，也同时孕育了芳香植物疗愈的发展，这是现代芳香疗法的基石。

1.1.1 中国

中国人自古便对植物和草药的治疗能力有非常深入的理解和实践。公元前 4500 年中国就已经发现植物能治疗疾病，从公元前 2800 年神农氏尝百草的传说开始，中国传统医疗的发展便伴随药草而生。早在殷商甲骨文中就有熏燎、艾蒸和酿制香酒的记载，周代有佩戴香囊、沐浴兰汤的习惯。在先秦著作《山海经》中有记载："有草焉，名曰薰草，麻叶而方茎，赤华而黑实，臭如蘼芜，佩之可以已疠。"东汉时期源于神农氏代代相传整理成书的《神农本草经》，集东汉以前草药学之大成，书中列举 360 多种植物，其中不少是芳香植物，如菖蒲、兰草、辛夷、木兰、柴胡、细辛等。《神农本草经》按照四气五味阐述草药植物的功能，为后世使用提供了重要的依据，至今也仍然广泛运用于生活和治疗中（图 1-1）。

经过魏晋南北朝的民族大融合，少数民族内迁，隋唐统一，中外频繁地交流，带来了大量芳香疗法的使用经验。唐代国家药典《新修本草》就是对当时发现的新草药和外来草药的补充，包括：龙脑香、安息香、阿魏、苏合香等芳香药物被正式收录。五代十国，李珣的《海药本草》收集了芳香植物五十余种，如零陵香、降真香、甘松、丁香等，到现代依然广泛使用。

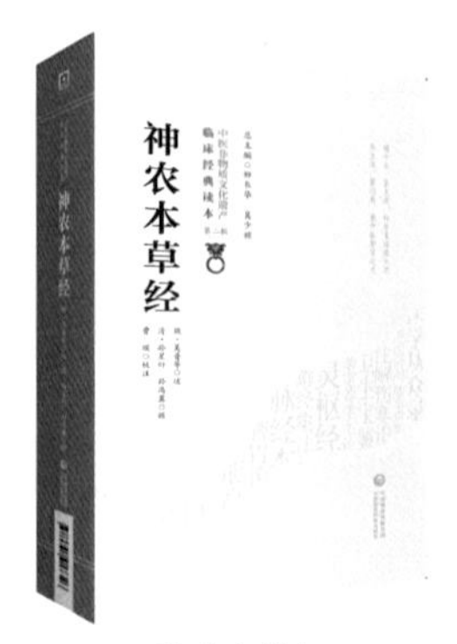

图 1–1　神农本草经

明代李时珍编著的《本草纲目》，记载“香木”类 35 种，“芳草”类 56 种，同时在给药方式上也作了总结和归纳，包括：涂法、擦法、外敷法、吹法、含漱法、浴法等（图 1–2）。

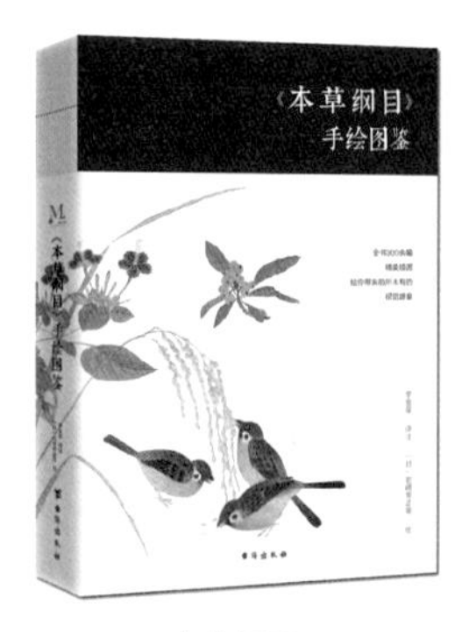

图 1–2　本草纲目

清代，外治大师吴师机依据古今医家外治之法，并结合个人外治经验撰写《理瀹骈文》。吴师机认为，外治与内治的病因、病机、辨证等医理相同，所以，用药相同，只是给药方法、吸收途径不同。书中指出：“膏中用药味，必得通经走络、开窍透骨、拔病外出之品为引”，如麝香、木香、冰片、樟脑、苏合香、安息香、乳香、没药、肉桂、花椒等。芳香药物的作用在于“率领群药开结行滞，直达病所，俾令攻决，无不如志，一归于气血流通，而病自已。”书中系统阐释了芳香植物的作用机理、辨证论治、药物选择、用法用量、注意事项等（图 1–3）。《清宫医案》中记载的芳香植物方剂有：透脑闻药方、清脑闻药方、避瘟明目清上散、避暑香珠、清静香等。

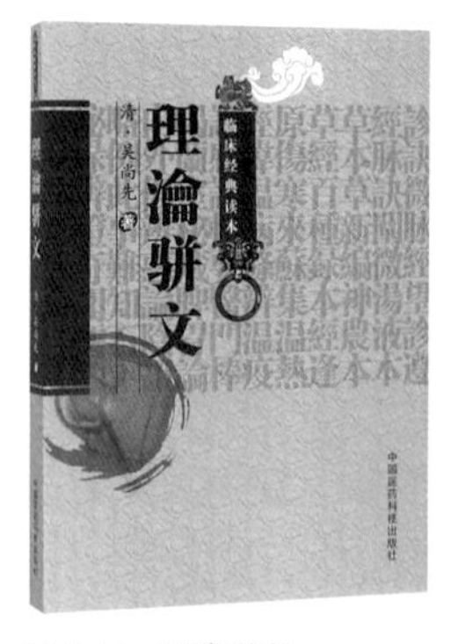

图 1–3　理瀹骈文

时至今日，伴随中医的发展，植物的神奇功效依然在影响并改善人们的生活，八角、孜然、豆蔻、白芷、艾叶、藿香等都已是大家耳熟能详的芳香植物。

1.1.2 古印度

阿育吠陀疗法（Ayurveda）起源于古印度，吠陀一词来自梵语，意思是“知识”。公元前 2000 多年的《吠陀经》（*Vedas*）中记载着古印度人如何使用芳香植物来疗愈疾病（图 1-4）。

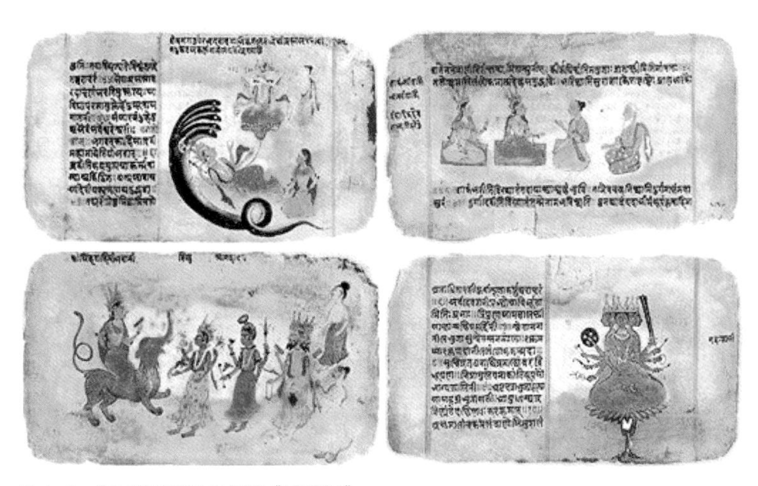

图 1-4 公元前 2000 多年的《吠陀经》

1.1.3 古埃及

古代埃及妇女善于化妆，大部分的埃及妇女会将香料涂抹于身体、头部及其圆锥形的香蜡头饰上。埃及艳后克利奥帕特拉七世当年即是使用乳香精油和玫瑰香膏等，在沙漠恶劣的环境下保持她肌肤的美丽，同时也征服了来自罗马的亚历山大大帝。

1922 年，当考古学家开启埃及法老图坦卡蒙的金字塔陵墓时，发现了他的木乃伊，并在周围发现了若干存放精油和芳香植物香膏的油壶。古埃及人认为香料被赋予了神的旨意，最初只有大祭司能参与香油、香膏的制作和使用，后来埃及国王和皇后也开始享用各种名贵香料。古埃及人相信人类的灵魂是永生的，他们将尸体做成木乃伊，并在木乃伊的制作和防腐过程中使用雪松、没药、肉桂等香料（图 1-5）。

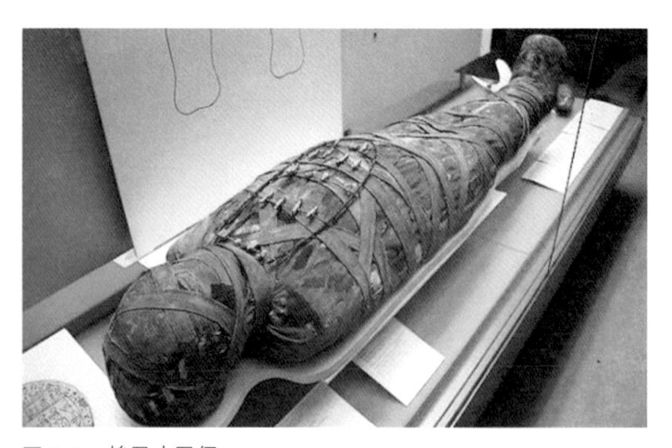

图 1-5　埃及木乃伊

1.1.4 古希腊

亚历山大大帝于公元前 331 年征服埃及后将其交于希腊人统治，而希腊人则从埃及人那里学会了如何进行香油香膏和香料的制作加工，并将之用于健康调理，当时建造了大量的健康温泉（SPA）、健康农场（Health Farm）以及浴池（Bath）。

公元前 400 年，希腊医师希波克拉底（Hipppocrates，被尊称为医学之父）采用自然香料和草药来抵御疫病及传染病，他曾经说“每日洗一次芳香浴，用芬芳的精油按摩，此乃健康之道”（图 1-6）。

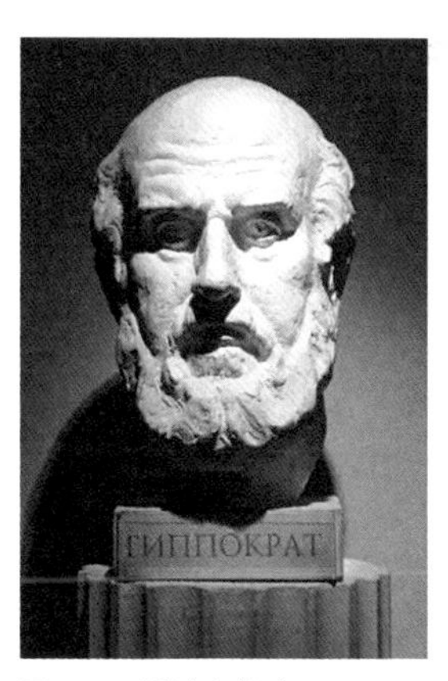

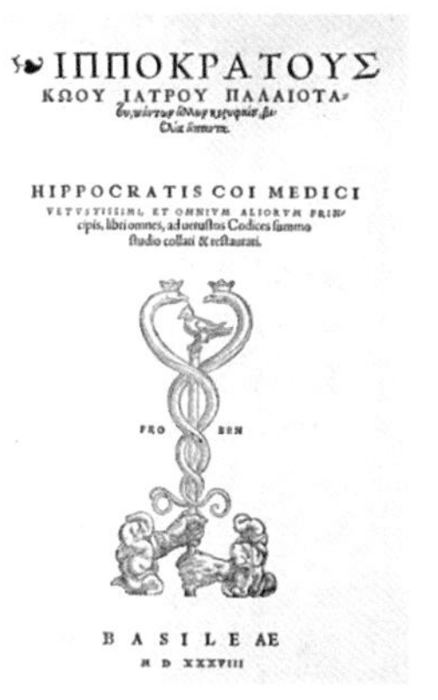

ΙΠΠΟΚΡΑΤΟΥΣ
ΚΩΟΥ ΙΑΤΡΟΥ ΠΑΛΑΙΟΤΑ-

HIPPOCRATIS COI MEDICI
VETVSTISSIMI, ET OMNIVM ALIORVM PRIN-
cipis, libri omnes, ad uetustos Codices summo
studio collati & restaurati.

FRO BEN

BASILEAE
M D XXXVIII

图 1-6　希波克拉底

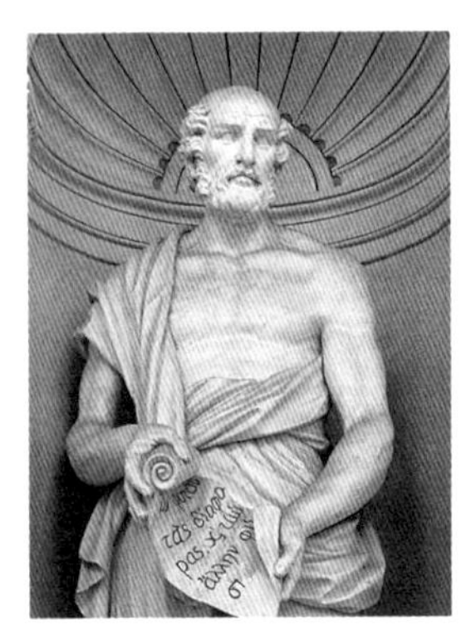

图 1-7　泰奥弗拉斯托斯

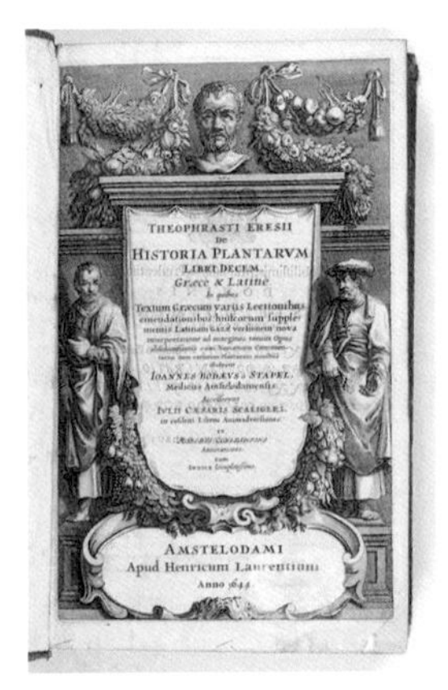

图 1-8 《植物志》卷首插画

公元前 430-427 年，席卷整个雅典的瘟疫直接导致了近 1/4 的居民死亡。没有人知道这场发生在 2400 多年以前的瘟疫从何而来。疫情几乎摧毁了整个雅典，雅典的市民们生活在噩梦之中。身边强壮健康的年轻人会突然发高烧，随后咽喉和舌头充血并发出异常恶臭的气息。不幸的患者们打喷嚏、声音嘶哑，因强烈的咳嗽而胸部疼痛。瘟疫笼罩下，希波克拉底带领民众，通过焚烧芳香植物来阻止瘟疫的扩散。

另一位举足轻重的人物泰奥弗拉斯托斯（Theophrastus）（图 1-7），是柏拉图和亚里士多德的学生。他兴趣范围非常广，在生物学方面涉猎丰富，先后命名了约 480 种植物。他现存的两部植物学著作是《植物志》（*Enquiry into Plants*，图 1-8）和《植物生长的原因》（*On the Causes of Plants*）。他在植物学历史上颇具权威性，其影响力持续了 1500 多年，被尊称为植物之父。

1.1.5 古罗马

当公元前 30 年罗马人接管希腊时，所有关于草药的用法也经由希腊人传给了罗马人，并随着战争由罗马人传入其他国家。比如今天在英格兰常见的茴香和荷兰芹，就是当年由罗马人传入的。

随军的外科医生迪奥斯科里德（Dioscorides）是古罗马著名的植物学家和药学家。他写了五卷《药材医学》（*De MeteriaMedica*），书中详细记载了 600 种药用植物及其使用方法。同时，他对于植物在不同时节采摘获取的不同功效作了描述，类似于今天现代医学对于活性成分在不同时间段使用的疗效差异研究（图 1-9）。

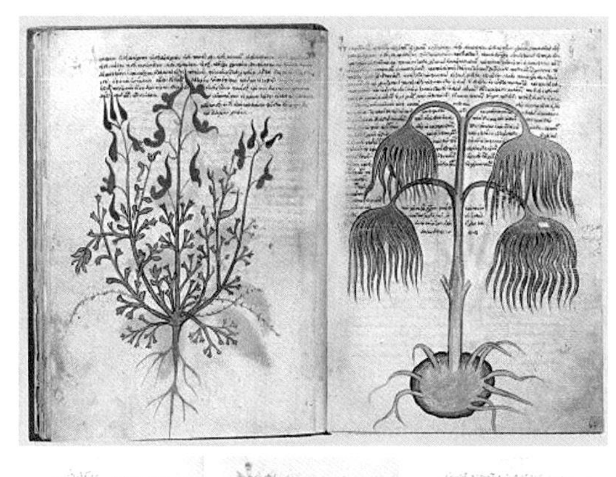

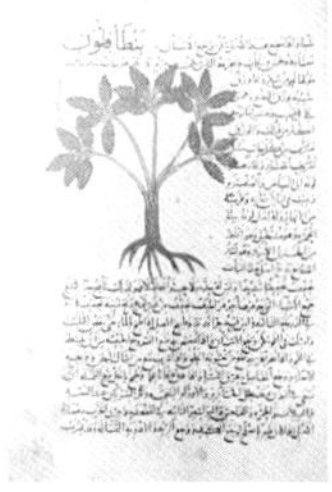

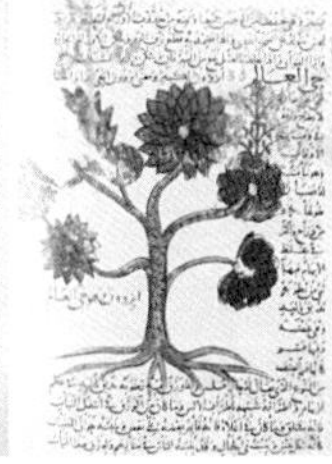

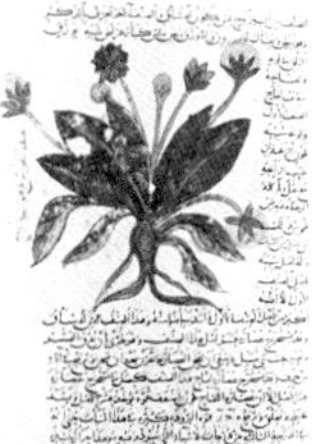

图 1-9 《药材医学》

克劳迪亚斯·盖伦（Claudius Galenus，公元 129-199 年，图 1-10）是古罗马时期著名的医学家，一生写了 131 部著作，其中《论解剖过程》《论身体各部器官功能》两书阐述了他在生物生理解剖上的许多发现。他对人体解剖结构的系统描述以及对血液循环的系统论述，都在生物学史上产生了很大的影响。他在治疗病人时，除去使用自己制备的草药成药（“草本制剂”这个专有名词至今仍以盖伦的名字命名，称为 galenicals）外，也经常应用食疗、沐浴、疗养和护理的方法，以及静脉放血疗法。盖伦用“气质”代替了希波克拉底体液理论中的人格，形成了四种气质学说，这一学说被心理学沿用至今。

罗马帝国日益强盛并在欧洲称霸，这也使得香料和精油的有关运用随着征战在欧洲广泛传播。罗马的高等军官有用薰衣草精油按摩和清洗身体的习惯（薰衣草精油的名称来自拉丁文“lavare”，意思就是清洗和干净）。11 世纪，玫瑰纯露（当时称为“玫瑰水”）、植物精油和蒸馏技术在欧洲广泛流传。12 世纪末，欧洲出现了香水制造业的雏形，也有了香水的销售。后来罗马帝国衰败，精油的使用逐渐没落。一直到 13 世纪，一位欧洲的贵族将精油运用在手套的制作上，精油的使用才再度在欧洲兴起。迷迭香精油是第一款被加入到手套布料里的精油。

1.1.6 古阿拉伯

阿拉伯最伟大的医师爱维森纳（Abu Ali Sina，公元 980-1037 年）通晓逻辑学、几何学、数学、哲学、医学、天文学等多种学科，他在 17 岁时即成为布哈拉（Bukhara）知名的医师。众

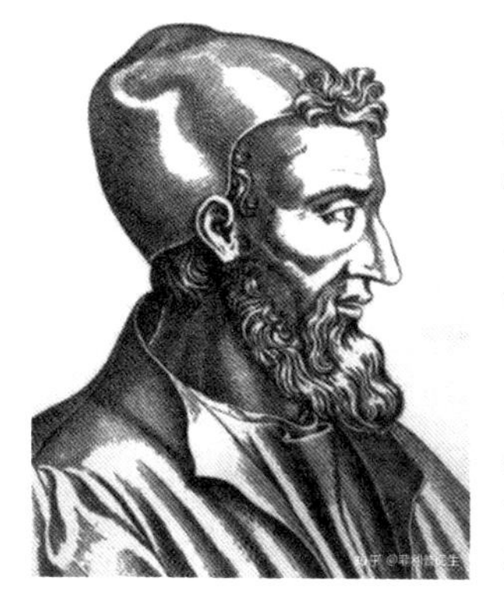

图 1-10　盖伦

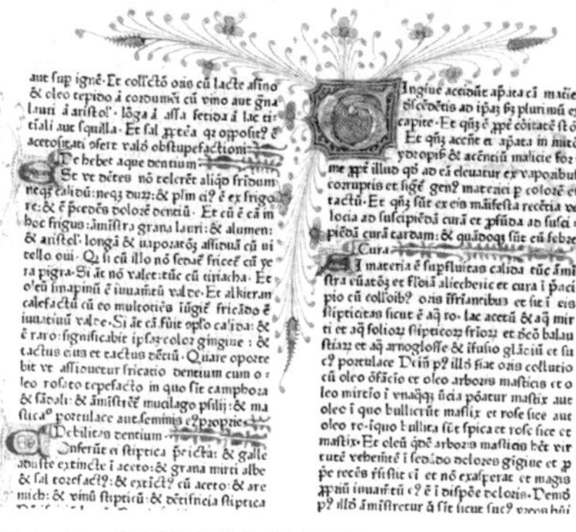

图 1-11　《医学典范》的插图页

所周知的蒸馏法出自他的玫瑰精油蒸馏实验，而后他又从许多植物中萃取精油，并应用于日常病症的治疗。爱维森纳对樟树、柑橘和薰衣草进行了许多研究。他的医学著作《医学典范》（*Canon Medicinae*，图 1-11）就以论述植物精油的医药用途为主，他发明的蒸馏技术沿用至今。大约有 6 个世纪，爱维森纳一直被誉为“医学王子”。

1.2　中世纪欧洲的芳疗发展

到了中世纪，克里斯托弗·哥伦布（Christopher Columbus）开启了大航海时代，美洲和亚洲的香料与植物开始陆陆续续传入欧洲，并受到青睐。

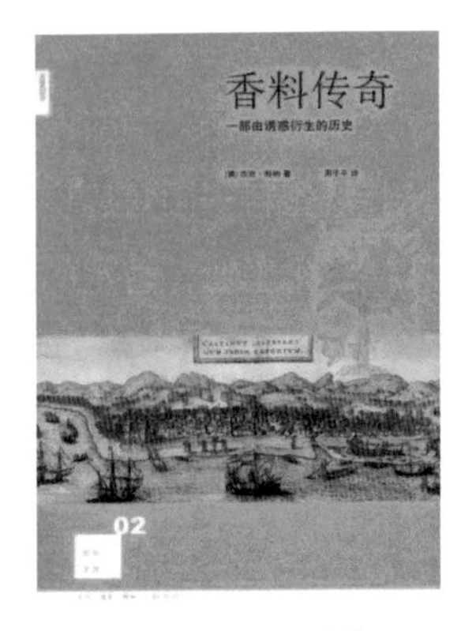

图 1-12　周子平翻译的《香料传奇》

“中世纪的神秘主义者梦想的天堂是香料，而贪食者的梦想是传说中乐土（Cockayne）的香料。”（摘自《香料传奇》，图 1-12）。当时的无名诗人是这样描述乐土的：“草原上有一棵树，亭亭玉立。她的根是生姜和高良姜，芽是片姜黄，花是三瓣肉豆蔻衣，而树皮是香气熏人的桂皮，果实是美味的丁香，还有无数荜澄茄。”即便在当时有很多香料植物因为产地而被冠以错误的名称，比如哥伦布的印度胡椒，实际上是美洲红辣椒，却全然不妨碍整个欧洲为新涌入的香料品种而疯狂。香料一度成为替代黄金白银的硬通货，备受人们喜爱。在很长一段时间内薪资、房屋租金可以以定量的香料支付，胡椒、桂皮、高良姜、生姜等在当时备受欢迎，迎来了欧洲药材史上的黄金时代。

希尔德加德（Hildegard）是宾根女修道院院长，也是文学家、科学家、画家和植物研究者。她曾撰写 4 篇草药学论文，具有深远的意义。欧洲德语国家现正风行所谓希尔德加德式保健，主流药学家们用几种以她的名字做商标的草药治疗从心脏病到偏头痛的很多病症。

到了中世纪，欧洲各地盛传夺人性命的瘟疫——黑死病，但人们发现一件奇怪的事，那些在香水工厂工作的人很少患病。当时医生建议人们带着药草香丸或者在疾病集中区域焚烧香料来阻止瘟疫的扩散（这和希波克拉底做的一样）。当时还没有化工业，香水的原材料都是取自天然香料。经过研究发现，这些工人长期接触精油和天然香料才免于瘟疫的传染（图 1-13）。这应该是取决于天然精油、香料中的挥发性成分具有抗感染抗菌功效，同时也会在长期接触中平衡人体免疫。至此，天然香料和精油在欧洲受到了前所未有的重视。

瑞士医学家、药理学家帕拉塞尔苏斯（Paracelsus，约公元 1493-1541 年）是医药化学运动的始祖，也是炼金术师（图 1-14）。

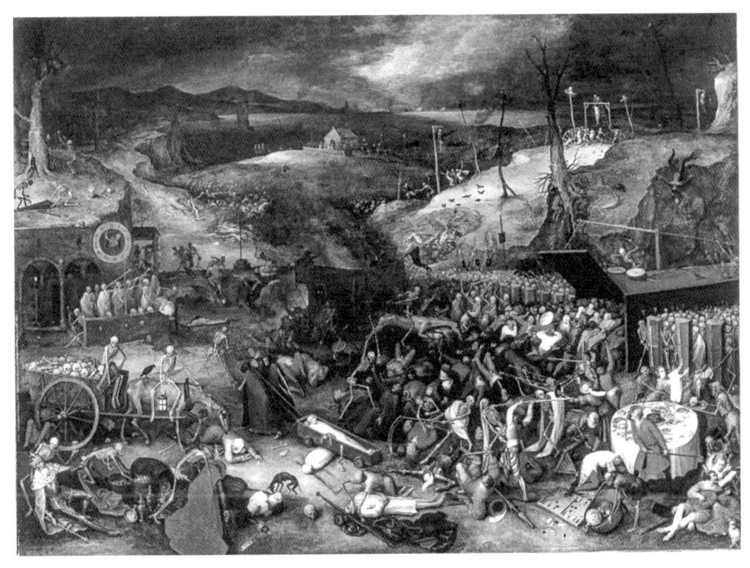

图 1-13　油画《死亡的胜利》中被黑死病笼罩的城市

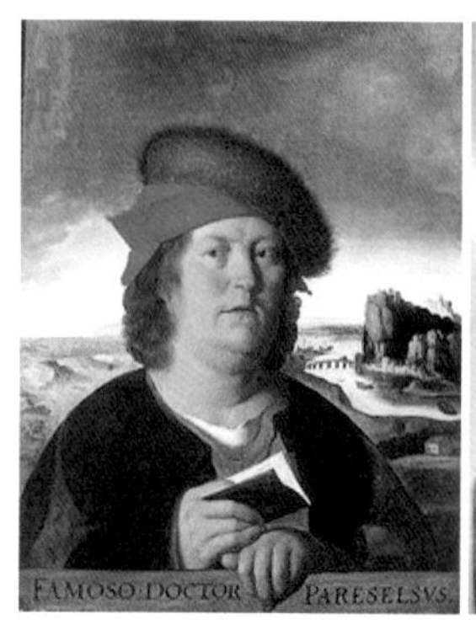

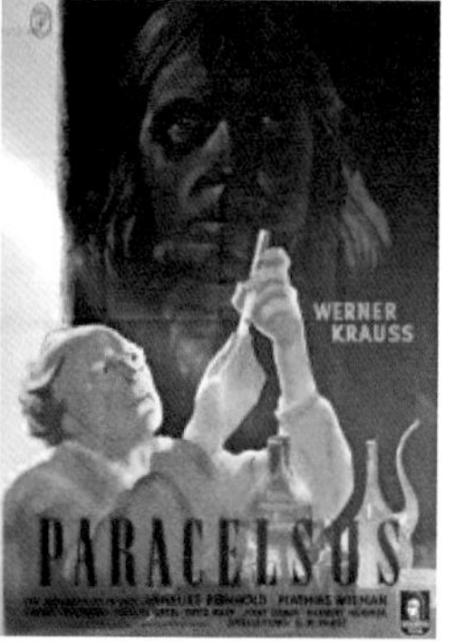

图 1–14　帕拉塞尔苏斯

帕拉塞尔苏斯认为，疾病具有高度的特殊性，每一种疾病都有一种特效的对应疗法，而不是靠服用当时流行的万用灵药。他提出：“双眼所见的药草、石头或树木都能成为药物”。他认为一切物质都在自然地生长，而人类为了实现自己的目的，可以加速或改造这种自然进程。

今天我们已经清楚植物精油是通过蒸馏等方式，从不同科属的植物中萃取出来的，不同科属的植物精油有不同的特性，植物的生长环境会影响精油的品质和疗愈效果。而在当时帕拉塞苏斯也提出了“植物的外形是上帝识别的标记”，要想了解和认知自然的植物疗愈作用，必须回归观察植物本身的形态和生长环境。脱离了这些，精油最终不过是贴有不同标签的瓶子。

英国草药学家、天文学家、占星师尼古拉斯·卡尔波培（Nicholas Culpeper）第一次将拉丁文的《植物学》翻译成英文，并将芳香植物和占星术结合，他认为药草根据其生长环境的影响而有不同的能量，正确认识并选择合适的药草才能发挥它的疗效。根据卡尔波培的记载，埃及人把洋甘菊献祭给太阳神，并推崇其为神草，认为洋甘菊具有治疗热病的功效（经过查阅，笔者认为这里的洋甘菊更偏向德国洋甘菊，至今德国洋甘菊也是非常常见的改善胃热和消除热症的欧洲花草茶）。

16 世纪，法国普罗旺斯省的格拉斯开始出现大量的薰衣草田，为全世界提供高品质的薰衣草精油。直到今天，法国普罗旺斯的格拉斯小镇仍然是全世界薰衣草精油的重要产地。

《德国药典》1590 年的版本中记载了 80 种植物精油的名称及其用途。18 世纪，吉欧凡尼·玛丽亚 · 法丽娜（Giovanni Maria Farina）推出了“科隆水”（Eau de Cologne）并在巴黎设厂行销（图 1-15）。

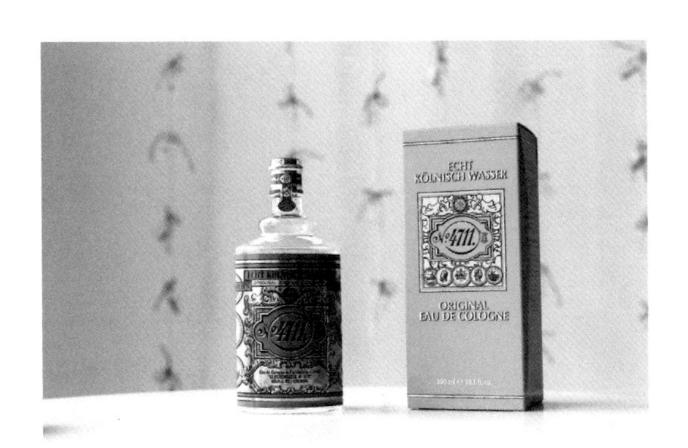

图 1-15　科隆水（4711）

1.3 近代芳香疗法的发展

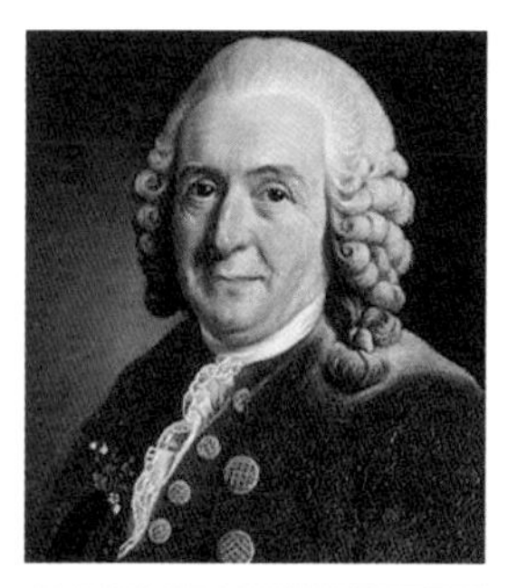

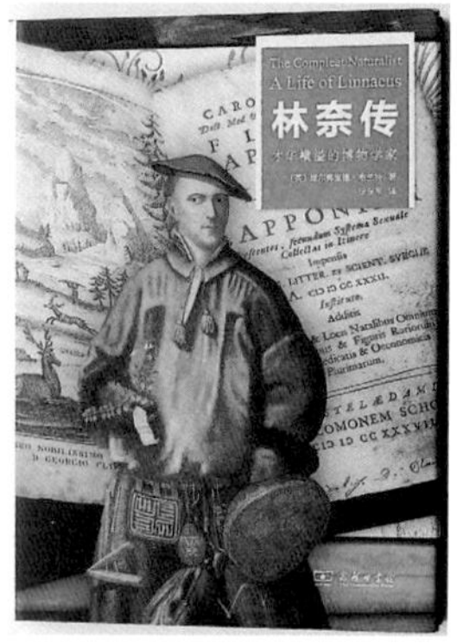

图 1–16 卡尔 · 冯 · 林奈

瑞典生物分类学之父卡尔 · 冯 · 林奈（Carl von Linné）发明了“双名法”，以用拉丁语组成的属种名作为动植物学名而闻名于世，双名法是现代动植物命名的基础（图 1–16）。林奈的双名法并非闭门造车，他亲身涉足瑞典最著名的原始植物园——拉普兰地区，历时 5 个月的艰苦探险，实地观察分析。随后，他撰写了《植物学种类》《拉普兰植物志》《植物学讲义》和《克兰福特植物园》等多部著作，形成了物种分类体系，把自然界划分成动物、植物和矿物三大界，界下面又分成几大类。其后的生物学家使用域（Domain）、界（Kingdom）、门（Phylum）、纲（Class）、目（Order）、科（Family）、属（Genus）、种（Species）对生物类群加以分类。从此结束了过去生物界分类紊乱的状态，对植物分类学的研究也起到了巨大的推进作用。

雷奈 · 摩里斯 · 加德佛塞（Rene-Maurice Gattefosse）是法国化学家，更是芳香疗法历史中的重要人物（图 1–17）。

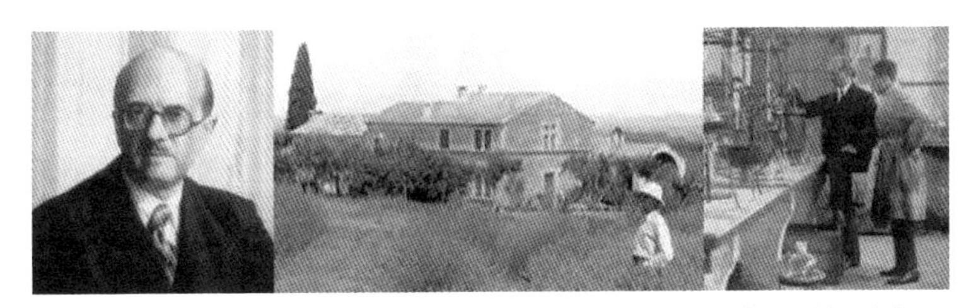

图 1-17　雷奈 · 摩里斯 · 加德佛塞（Rene-Maurice Gattefosse）和他的研究室

相传在一次实验中手部灼伤，加德佛塞将其灼伤的手臂放入身旁盛有薰衣草精油的容器中，竟未留下任何疤痕，意外地发现薰衣草对于外伤和灼伤具有神奇的疗效，至此更加深了他研究精油的兴趣（**注：笔者认为这里容器中装的不是百分之百纯的薰衣草精油，更可能是刚蒸馏好的薰衣草精油和纯露的混合物。一方面，精油和纯露的混合物对于灼伤手臂降温有更好的作用；另一方面，大量的纯的薰衣草精油可能对伤口造成二次伤害。这里无法深究原本的细节**）。

加德佛塞后来成立了自己的研究室“加德佛塞坊”，持续进行其他芳香植物精油的实验，并将其用于“一战”中的伤员护理，同时也用于化妆品。1928 年，他提出了“Aromathérapie”即芳香疗法一词。1937 年，他出版了法文版《芳香疗法：精油——植物的荷尔蒙》（图 1-18），开创了现代芳香疗法。

法国的让 · 瓦涅（Jean Valnet）是二战时期的战地军医，他将丁香、百里香、柠檬等精油作为天然的抗菌剂和消毒剂，用于器具和手术室的消毒工作，以及士兵创伤救治。据说让 · 瓦涅救治的外伤伤兵无一例因感染致死。1937 年，让 · 瓦涅出版了《芳香疗法运用》（*The Practice of Aromatherapy*）一书（图 1-19），书中记述了精油预防坏疽和治疗伤口感染的功效。

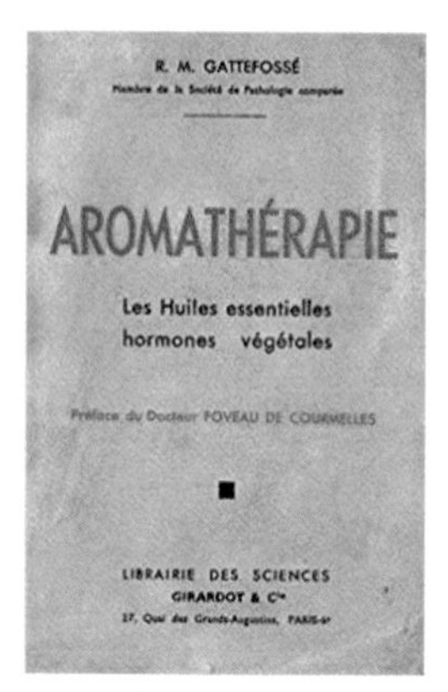

图 1-18 《芳香疗法：精油——植物的荷尔蒙》

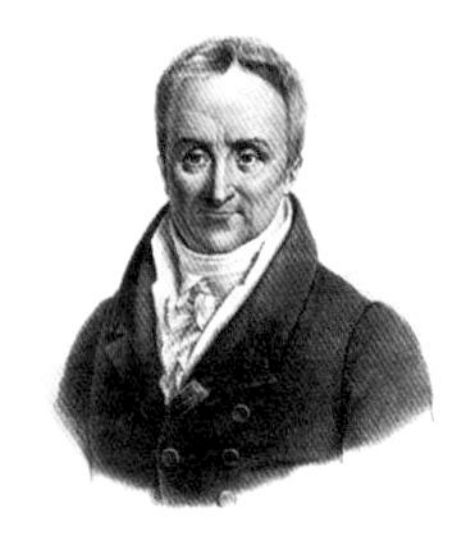

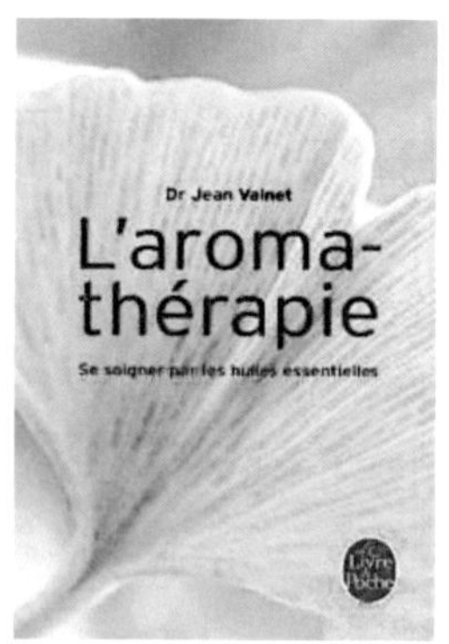

图 1-19 法国医生让·瓦涅和他的著作《芳香疗法运用》

玛格丽特·莫利（Marguerite Maury），即我们所熟知的莫利夫人。她喜欢将精油稀释之后用于身体按摩，并于 1960 年左右于伦敦开设了芳香疗法诊所，将精油用于美容护肤领域。这也让芳香疗法广为人知。她撰写的《生命与青春的奥秘》（*The Secret of Life and Youth*）所包括的不仅仅是精油和美容护理，同时也有理疗、烹饪、心理学、妇科等日常生活方面的内容（图 1-20）。

英国的罗伯特·滴莎兰德（Robert Tisserand）1977 年撰写的《芳香疗法的艺术》，是近现代第一本英文芳疗书籍（图 1-21）。书中从自然的角度理解植物精油，并系统阐述了芳香疗法的知识。他另一本广为传播的著作是《精油安全使用指南》。

英国的雪莉·布莱（Shirley Price）于 1978 年创立了雪莉·布莱芳香疗法学院（SPICA），她在《情绪与芳香治疗》一书中讲道："芳疗师不仅需要了解精油的化学成分功效，同时也需要了解心理学、生理学、解剖学等相关知识。"

这些学者在芳香疗法研究上的贡献与努力，让更多的人认识和了解了芳香

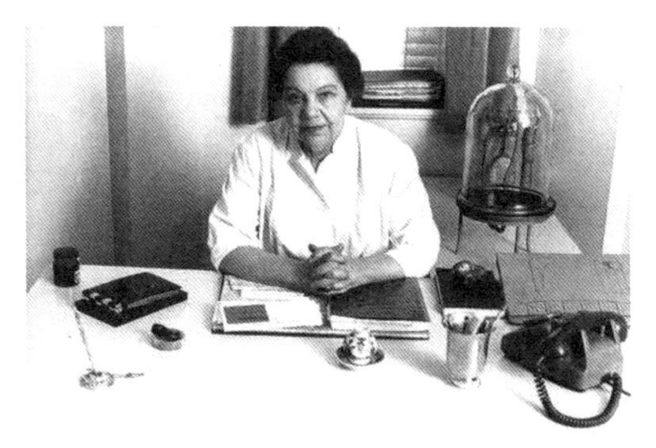

图 1-20　莫利夫人

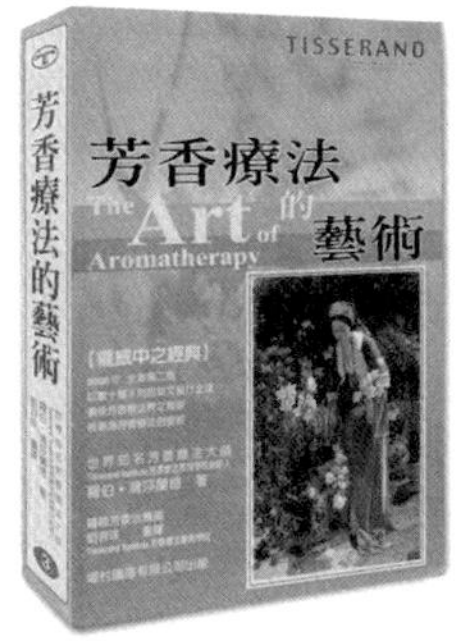

图 1-21《芳香疗法的艺术》

疗法，并提高了芳香疗法在自然疗法领域与地位，提升了医疗界和护理界对芳香疗法的重视。

1.4　芳香疗法的发展现状

第二次世界大战之后，芳香疗法在欧洲得到系统的发展，芳香疗法的学科建设和课程体系也率先从欧洲开始，其中法国、英国和德国相对领先。越来越多从事不同工作的人们投身于芳香疗法的研究和应用中。一方面，芳香疗法的发展受到生活习惯、健康观念、当地文化等多方面因素的影响，另一方面，发起人也影响着芳香疗法在实践中的具体使用。所以在不同的国家出现了不同的流派，欧洲各个国家也出现了芳香疗法协会，用来进行从业人员的认证和监督，从精油、植物油的生产，到行业从业人员的资格认证等各方面都开始有章可循。

1.4.1 法国

化学家雷奈 · 摩里斯 · 加德佛塞和医生让 · 瓦涅的研究为现代芳香疗法奠定了基础，男性的视角和严谨务实的职业素养，让法国芳香疗法的研究更加偏向于医学和药学。

在法国，现代芳香疗法被纳入医疗体系，医生所开的精油处方签被纳入医疗保险，芳香疗法在法国是现代医学重要的辅助疗法。

由于法系芳香疗法和医学联系紧密，在法国本土并不存在“芳疗师”这个职业，只有接受培训的医生或者药剂师才能使用。没有医学背景的人，不能在法国使用芳香疗法为他人治疗。也正是这个原因，到目前为止，国内尚未有关于法系芳疗的系统课程，更多的是法系芳疗大师的专题课程，比如皮埃尔 · 弗朗乔姆（Pierre Franchomme），丹尼尔 · 佩诺（Daniel Penoel）和菲利普 · 梅尔赫比（Philippe Mailhebiau）等人开设的工作坊。

1.4.2 英国

英系芳香疗法受玛格丽特 · 莫利（Marguerite Maury）的影响很大。莫利夫人早年是一名护士和外科手术助理（这在当时是女性在医疗界能达到的最高职位），她在 33 岁的时候认识了莫利医生，两人一见如故，他们一起探讨顺势疗法和自然疗法，芳香疗法就是其中之一。

莫利夫人开创了完整的芳香疗法按摩体系，将精油的使用从临床医疗转化到生活日常，将芳香疗法与女性的身体和皮肤管理相结合。受莫利夫人的影响，英系芳香疗法应用于身体和美容，更加注重人的整体疗愈，即身心灵的一体性。

英系芳香疗法在 20 世纪 90 年代进入中国，且发展非常迅速。其间，英国的两大芳疗协会（图 1-22）均起了重要的作用：

（1）国际芳香疗法治疗师协会（International Federation of Aromatherapists，简称 IFA），成立于 1985 年，总部在英国伦敦。它是英国芳香疗法组织中最大、最权威的机构之一，也是目前在国内影响比较大的协会之一。

（2）国际专业芳疗师联盟（International Federation of Professional Aromatherapists，简称 IFPA），成立于 2002 年 4 月 1 日，其成员主要来自三个部分：The Register of Qualified Aromatherapists（简称 RQA），The International Society of Professional Aromatherapists（简称 ISPA）以及一部分英国 IFA 的转会会员。

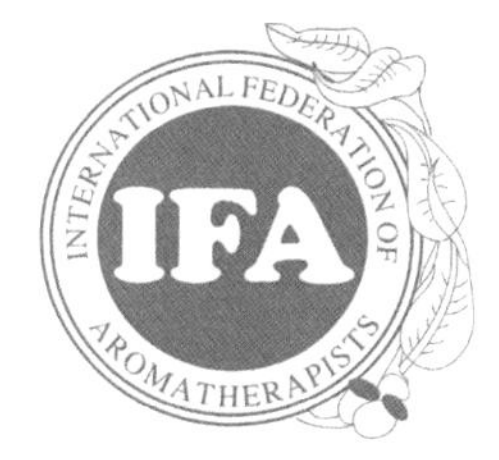

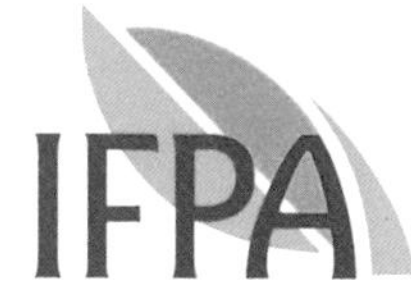

图 1-22　国际芳香疗法治疗师协会（IFA）及国际专业芳疗师联盟（IFPA）会标

1.4.3　德国

德国拥有丰富久远的自然疗法传统。芳香疗法进入德国之后，最先开始接纳和使用的是医学和药学相关人员。与法系芳香疗法不同的是，德系芳疗比较偏向于芳香照护，跟主流医学结合，去改善一些主流医学比较薄弱的环节，比如重症后的恢复、生命晚年的安宁医疗等等。这个过程中更体现出德系的“人文关怀”精神，芳香疗法让病人的生命质量得以提升。德国有使用药草植物的传统，人们日常可以在药店直接购买精油，并得到药剂师的指导。

在德国，芳香疗法和多学科互相交叉（比如人智学）影响，在人智学的活力农耕中，德国洋甘菊被作为土地的能量启动剂，用于改良土壤；人们认为食用活力农耕方式种植的粮食和蔬菜具有疗愈作用；同时，在人智学韵律按摩中，精油被按摩师广泛应用于身心灵的整体疗愈；人智医学中也有关于芳香植物和精油的应用和论述。

这种多学科的交叉让芳香疗法的体系更加立体丰厚，同时跳脱出了精油和植物，从更加广阔的自然视角去观察和思考自然与人的关系，对生命有更加深刻的认知。

德国的芳香疗法协会众多，在我国致力于芳香疗法知识传播的有两家（图 1-23）:

（1）德国芳香学院（Akademie der Düfte，简称 ADC），其前身是“芳香应用研究所”，系 Dr.med.Peter Wolf 和 Axel Meyer 在汉诺威创立的独立机构。自 1991 年成立以来，在德国乃至欧洲及全球一直致力于推广及传授芳香疗法的知识及应用，在 2006 年，它更名为 Akademie der Düfte。

（2）德芳自然医学暨整体疗愈研究发展协会（Asia Pacific Forum of Alternative Medicine，简称 APFAM）是最早进入中国的德系芳香疗法协会。

1.4.4 美国

芳香疗法进入美国比较晚，以一种兼容并蓄的态度，将法系、英系、德系芳疗融合一体。美国于 1990 年成立了整体芳香疗法协会（National Association for Holistic Aromatherapy，NAHA，图 1-24）。NAHA 的前身是 AAA（American Aromatherapy Association；美国芳香疗法协会），由一群在科罗拉多州的芳疗师发起，她们在接受专业训练之后，认为北美地区需要严谨科学的芳香疗法教育制度，并且要推广纯天然精油以帮助人们身心灵的疗愈。目前，NAHA 以兼容并蓄的教学风格普及芳香疗法，在我国有 NAHA 专业芳疗师的培训和认证。

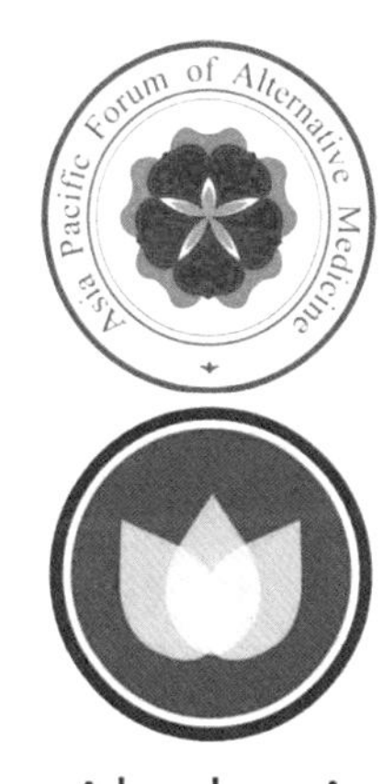

图 1-23　德国芳香学院（ADC）和德芳自然医学暨整体疗愈研究发展协会（APFAM）会标

1.4.5 中国

中国虽然有着悠久的草药使用历史，芳香疗法却是新兴行业，在我国起步较晚。目前不少人对于芳香疗法了解较为片面，有人会把芳香疗法和香水直接等同，也有人把芳香疗法直接等同于美容护肤或者 SPA 馆的专属服务，还有人认为芳香疗法是生活美学的附属范畴。

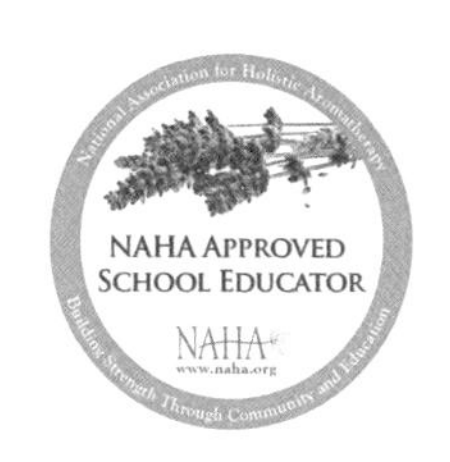

图 1-24　美国整体芳香疗法协会（NAHA）会标

20 世纪 80 年代末，我国台湾引进了西方现代芳香疗法，将其归入美容行业，并规定从业人员必须取得美容师资格。随后，芳香疗法经由中国台湾进入大陆，中国传统中医学的积淀和新时代人们渴望回归自然的愿望，为现代芳香疗法在我国的传播打下良好的基础，短短的十几年间，芳香疗法迅速扎根生长。

芳香疗法如何与我们的生活产生联系？它可以运用在哪些领域？

从“芳香疗法”这个名字，我们可以理解它是一种具有香气的，且以植物精油和植物油为载体的，维持身体、心理和情绪健康的自然疗法。英国芳疗大师滴莎兰德把芳香疗法分为四个类别：芳香心理学、芳香美学、整体芳香疗法和医学芳香疗法，我国芳香疗法的发展也可以从这四个类别分别来看。

（1）芳香心理学

芳香心理学偏向于探讨气味对人情绪和感受的影响，特别是人接收到气味之后所造成的脑内电波变化（比如 α 波、β 波和 γ 波等）；以及体内激素水平变化（比如脑内啡、血清素，以及去甲肾上腺素等），从而有机会对心理和情绪进行改善。这里的气味并不是传统意义上的香气，而是特指从植物中提取出来的，具有分子活性的芳香物质，其中涵盖了果香、木香、草香等自然气味。

在实际应用中，嗅觉环境和空间香氛是芳香心理学非常重要的领域。近年来，酒店香氛和大型卖场空间扩香的市场份额逐年上涨。这就要求芳香疗法在空气环境的应用过程中，更要以科学为依据，把精油的香气对于人体的生理和心理影响作为重要的参考指标，精油扩香浓度也要符合空气环境的相关标准。

（2）芳香美学

芳香美学偏向于把芳香疗法运用于日常生活中，为生活创造愉悦感和美感。从广义上来说精油手工皂、精油藤条扩香、花艺和扩香石结合的手工艺品（图 1-25），手工扩香石等都是芳香美学范畴。在芳香美学中，选择用什么样的精油，更多是依据使用者对香气的喜好。

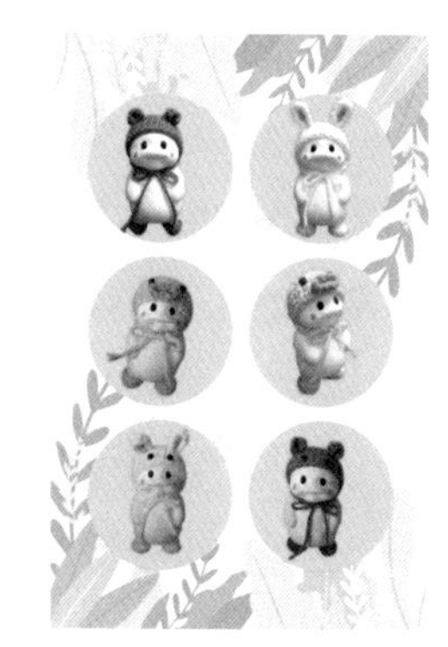
图 1-25　芳香美学研究

（3）整体芳香疗法

整体芳香疗法在进行治疗时把人看作一个整体，尤其重视身、心、灵三个层面的整体性。芳疗师会从化学属性、生理病理学、心理疗效等多角度来判断应该使用什么样的精油配方，以及如何使用。整体芳香疗法的治疗观念，使得芳香疗法能够成为正统医疗的支持和辅助。

目前，国内多家医院都将芳香疗法放入了辅助治疗科室，北京、上海、深圳和广州走在了应用的前沿。

芳香疗法之所以越来越受到正统医疗的青睐，一方面，因为芳香疗法可以通过嗅觉环境改善病人的愉悦度和舒适度；另一方面，通过吸嗅和按摩两种方式，可以帮助重症病人缓解术后的情绪和身体不适。近年来，术后疼痛问题越来越被重视，芳香疗法对于缓解重症患者的术后疼痛也有着非常重要的意义。在临终关怀等相对专业的领域，芳香疗法也被越来越多的人认可并使用。

（4）医学芳香疗法

在法国，医学芳香疗法要求治疗师必须具有从业医师资格，使用芳香疗法来治疗和缓解患者的疾病。在中国尚没有此类国家认证。但是，香文化在我国源远流长，对于香的记载可以追溯到《神农本草经》和《黄帝内经》的年代，中医对于芳香植物的应用古来有之，这为医学芳香疗法留下了无限可能。未来，中医和芳香疗法结合的中式芳疗可能会成为国内芳香疗法发展的主流方向。

1.5 芳香疗法在中国的发展与展望

我国芳香疗法起步较晚，还有很长的路要走。需要从国家层面推进精油和纯露相关标准的制定，也需要芳香协会的推广，改变国人对于芳香疗法只是 SPA、护肤和香薰的狭义认知。

展望未来，嗅觉空间环境是非常重要的发展领域，公共环境中精油的使用将会越来越普遍。同时，微胶囊技术的日趋成熟，精油可以和其他行业结合（如纺织业），使香氛的使用情景更加多元化。

在芳香的医学疗愈属性上，由于东西方哲学体系的差异，芳香疗法在国内的发展出现了差异化，“中式芳香疗法”因其中医的背景，发展趋于“整体论”，不脱离植物整体；“西方芳香疗法”由于近代分析化学的发展，趋于“还原论”，从直接使用芳香植物原料到提炼芳香精油用于治疗。

两者没有孰优孰劣，从实践角度来看，我们更应该结合中西方芳香疗法各自的优势：西方芳香疗法明确药物的有效成分及作用机制是非常必要的，可以更清楚、更有条理地认识植物的化学属性和药理学，使芳香成分的开发和生产更加科技化、产业化。中式芳香疗法认为芳香的气味来源于植物，而又不能独立于植物，植物的整体功效要大于单个挥发性成分局部之和。这一点和上文提到的帕拉塞尔苏斯的观点不谋而合，除了要看到芳香成分的化学属性之外，也要看到芳香植物的形态、生长环境等植物本身的属性。同时，中式芳香疗法更加看重精油和人体之间的关系，精油的药理作用不是独立于人体存在的，不同人的体质和病理证型是选择精油的关键。

我国幅员辽阔，是世界上芳香植物资源最丰富的国家之一。据统计，我国芳香植物有 1000 种以上，就植物种类的科属分布而言，主要集中在木兰科、蔷薇科、芸香科、木犀科、樟科、豆科、菊科、金粟兰科、马兜铃科、唇形科、百合科、石蒜科、瑞香科等。其中木兰科、蔷薇科、木犀科、樟科、菊科、芸香科、唇形科的芳香植物种类较多，已开发利用的芳香植物约 150 种。

虽然我国芳香疗法发展迅速，但现阶段尚未普及，相信随着国内芳香疗法的推广发展，对精油药理学属性的研究和临床验证，以及国内香氛市场对于天然植物香气的进一步深入研究和推广应用，芳香疗法会越来越多地被人们所熟悉，也会形成系统专业的疗愈方法，或成为正统医疗的辅助治疗方法。

任何一种疗法能够被长久且普遍地认可，其核心在于便捷性和有效性。芳香疗法的使用方式简单，精油扩香可以经由呼吸系统进入人体，稀释后涂抹可以经皮肤吸收进入血液循环。相较于口服、注射等传统医疗的给药方式，芳香疗法具有便捷、快速的特点。相信未来会有越来越多人享受到芳香疗法的美好与便捷。中式芳香疗法，也会因其天然、安全的优点，越来越受到国人的青睐。

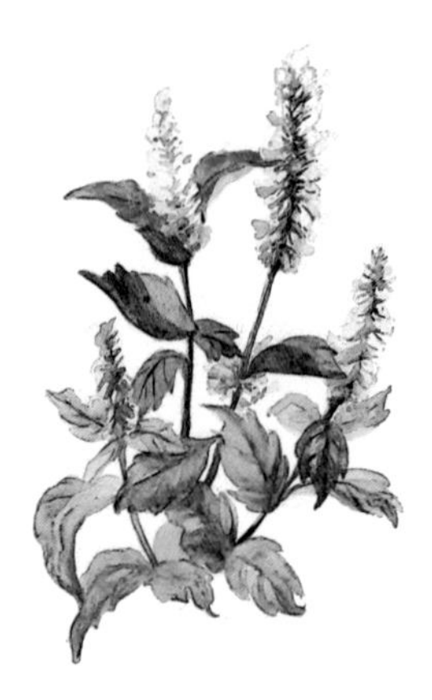

第 2 章

芳香疗法的理论分析

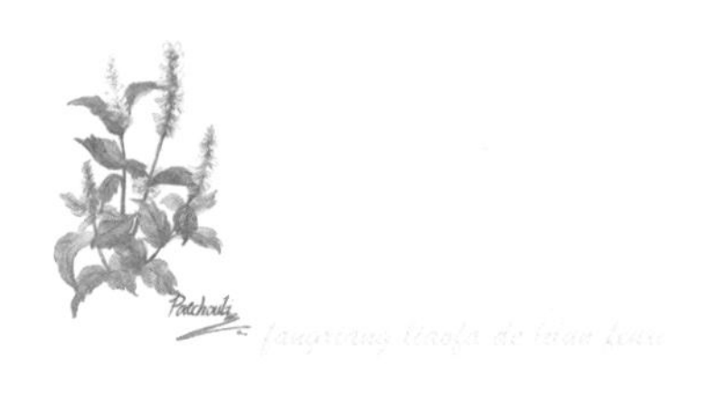

揭开芳香疗法的神秘面纱，精油其实就是通过各种方法提取出的。在植物各个部分的微小腺体中具有挥发性的芳香分子，它是植物的次级代谢产物，可以帮助植物更好地生存、进化、繁衍。精油中含有复杂的、多成分的天然化学物质，这些物质除了有宜人的芳香外，更重要的是还具有杀菌抗菌作用。比如大多数花朵类精油气味会吸引昆虫和鸟类，帮助其完成授粉；有的植物精油气味能驱赶昆虫和动物，避免被其伤害；部分树脂类精油可以在植物受伤的部位凝结，使伤口封闭起来，从而能够预防感染。除此之外，植物油、精油还能帮助植物进行生长代谢的调节，具有调节植物的激素，对抗紫外线伤害，与同类沟通等多种功效。精油在帮助植物的同时，也为人类所用。植物科属和精油化学是我们认识植物精油的两大工具。

2.1 植物科属

目前已知的植物大约有 50 多万种，形态、结构、习性等方面各异。人类想要更好地了解和应用植物，首先要识别并对其进行分类。从人们对植物的辨识到建立植物分类体系，经历了漫长的过程，为了有效地识别多样性的植物种类和系统地表示植物间的亲缘关系，人们建立了植物分类的基本单位，即界、门、纲、目、科、属、种。

在庞大的植物种群中，芳香植物仅仅是小小的一部分。在芳香疗法中我们更多地使用“科属”来对植物进行划分。“科属”带着“家族”的烙印，同一个科属的植物有着类似的特性和功效。芳香植物主要分布的植物科属有芸香科、唇形科、桃金娘科、禾本科、松科、柏科、伞形科、菊科、樟科、橄榄科、姜科等，一些数量极少的植物科属和小众精油所在的科属我们将不再一 一阐述。

2.1.1 芸香科

芸香科有 150 多属，分布于热带、亚热带。芸香科植物多为灌木或乔木，茎常具刺，羽状复叶或单身复叶，互生。其花、果皮、叶片均可以萃取精油，叶缘有钝裂齿，叶中含有离生腺油囊。花两性，花瓣、花萼中均含有精油。

芳香疗法中，芸香科最有名的是柑橘属精油，比如我们熟知的甜橙、柠檬、佛手柑、葡萄柚、莱姆、苦橙、苦橙叶、苦橙花、苦橙果等，都是芸香科柑橘属，其植株如图 2-1 所示。除了以上柑橘属的精油，其他芸香科代表精油有：咖喱叶、卡塔菲、阿米香树、竹叶花椒、青花椒等。

芸香科柑橘属精油中果皮提取的精油是柑橘气味，接受度广，柑橘类精油与所有精油调配均有和谐的味道。来自果皮提取的精油大多使用冷压法，化学成分以单萜烯为主，可以帮助促进消化腺分泌、增进食欲；因为单萜烯分子量小、代谢快，能帮助促进微循环，稍微加速血液流动。但是冷压法的果皮类精油需要注意光敏性，不要白天接触皮肤使用，或者接触皮肤使用后不要让阳光直射。

芸香科的植物喜欢阳光充足的气候，日照越好，精油的品质也越高，因此芸香科柑橘属果皮类精油通常给人带来阳光般的简单快乐，给人以天真无邪的情绪感受，能够扫除阴霾，安抚负面情绪，改善沮丧，扫除抑郁。

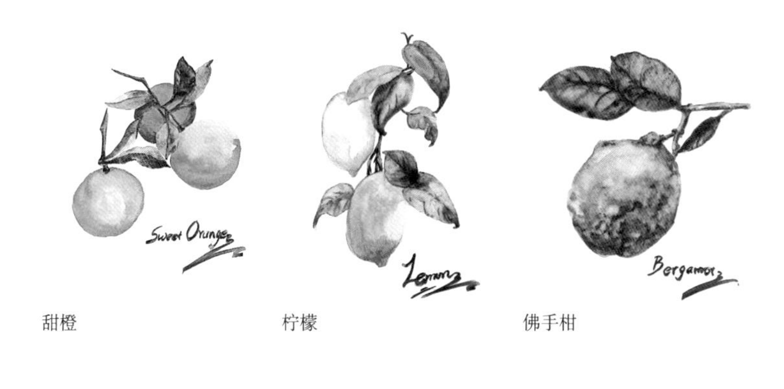

甜橙　柠檬　佛手柑

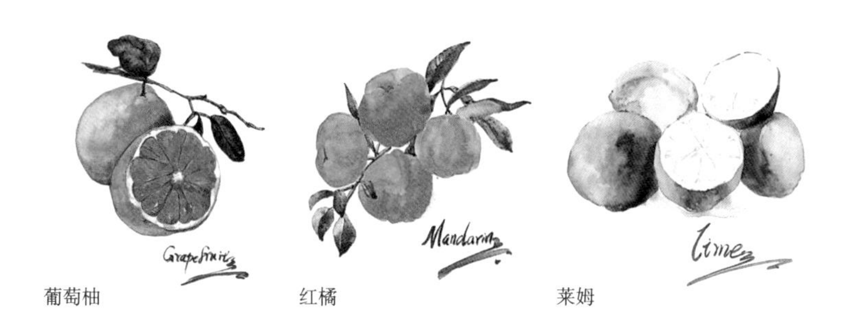

葡萄柚　红橘　莱姆

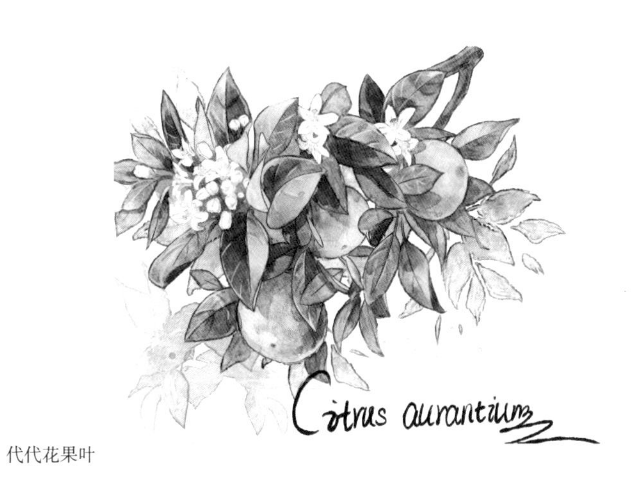

代代花果叶

图 2-1　芸香科植物

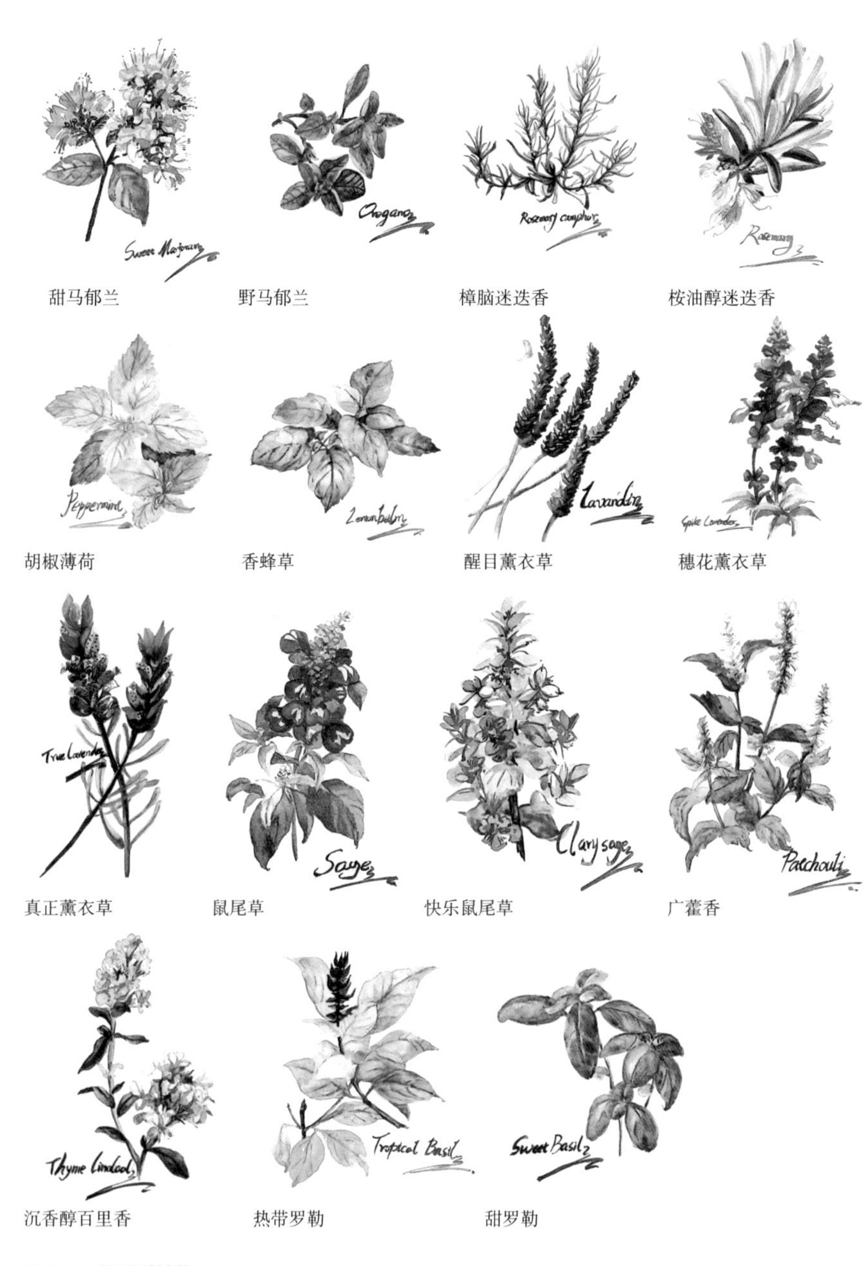
Sweet Marjoram
甜马郁兰
Oregano
野马郁兰
Rosemary camphor
樟脑迷迭香
Rosemary
桉油醇迷迭香
Peppermint
胡椒薄荷
Lemon balm
香蜂草
Lavandin
醒目薰衣草
Spike Lavender
穗花薰衣草
True Lavender
真正薰衣草
Sage
鼠尾草
Clary sage
快乐鼠尾草
Patchouli
广藿香
Thyme Linalool
沉香醇百里香
Tropical Basil
热带罗勒
Sweet Basil
甜罗勒

图 2-2　唇形科植物

2.1.2 唇形科

唇形科大约有220属，35756种，其中药用植物1059种，是被子植物第一大科。唇形科植物为草本，植株常含有芳香油，方茎、叶对生、无叶托，坚韧不易采摘，根部的抓地力强。植株多含芳香油且香气浓郁，花形似张开的嘴唇。这样的结构有利于传粉，容易产生杂交品种。唇形科主要分布在地中海和小亚细亚，是其干旱地区主要植被之一，其植株如图 2-2 所示。

唇形科精油在芳香疗法中也占有重要地位，常见精油有：

薰衣草家族（真正薰衣草、穗花薰衣草、醒目薰衣草、头状薰衣草）；

百里香家族（沉香醇百里香、侧柏醇百里香、百里酚百里香等）；

迷迭香家族（樟脑迷迭香、桉油醇迷迭香、马鞭草酮迷迭香等）；

薄荷家族（胡椒薄荷、柠檬薄荷、绿薄荷等）；

罗勒家族（甜罗勒、神圣罗勒、热带罗勒等）；

鼠尾草、广藿香、牛膝草、香蜂草、甜马郁兰等。

它们都有着浓郁的气味，扩散张扬。但是味道又各不相同，在调香中，它们属于中调香气。

在临床使用中，唇形科精油具有帮助促进消化腺分泌，帮助吸收的功效。在情绪上，唇形科植物的抓地力和对环境超强的适应性，能够改善人们对环境耐受力与适应力差的状态。

2.1.3 桃金娘科

桃金娘科有 100 属，约 3000 种。桃金娘科的植物主要产于澳大利亚和美洲的热带与亚热带地区。从外形上看，桃金娘科植物十分高大，其花朵却柔嫩纤细，花瓣形状敞开像阔口的碗状，雄蕊花丝细长，多如睫毛。这样阴阳调和的特色，使桃金娘科植物精油善于处理阴阳调和、上下失调、表里相连的问题，滋阴又补阳。

桃金娘科常见的精油有尤加利家族（蓝胶尤加利、澳洲尤加利、柠檬尤加利、多苞叶尤加利等）、茶树、绿花白千层、丁香花苞、松红梅、香桃木等，其植株如图 2-3 所示。

桃金娘科的植物生长迅速，是重要的木材资源，适应性很强，在很多恶劣环境下都能生长良好，甚至在马达加斯加一度被认为是入侵物种，桃金娘科植物在临床使用上起效速度很快。桃金娘科精油的主要化学成分是氧化物和醛类，气味多上扬，具有冲击力，也具有一定的皮肤刺激性。临床使用上，桃金娘科精油具有良好的抗菌、抗病毒功效，对于治疗呼吸系统感染有很好的效果；同时能够激励循环、利尿排水。

桃金娘科的植物精油含量高，容易引发森林大火，但是快速挥发的精油会让大火迅速向上燃烧，以保全植物的根部，有利于在大火后迅速重新生长。这样的特性使桃金娘科的植物精油对愈合心灵创伤有较好的疗效，同时阴阳共振的特性有利于身心脱节者重回平衡。

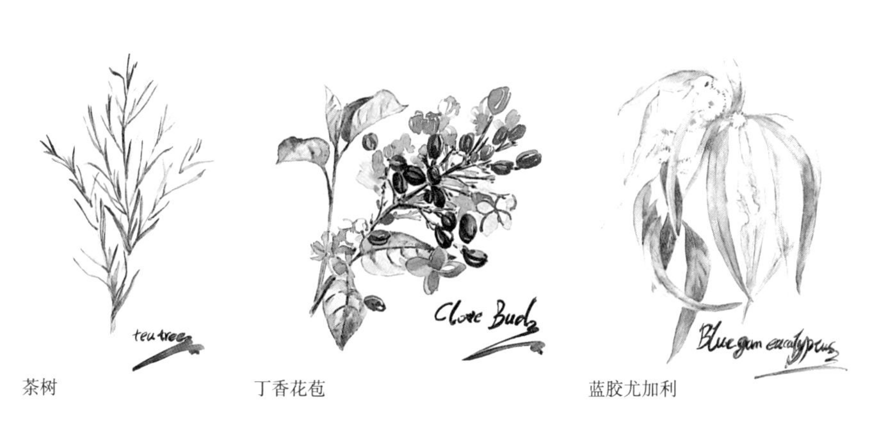

茶树　　丁香花苞　　蓝胶尤加利

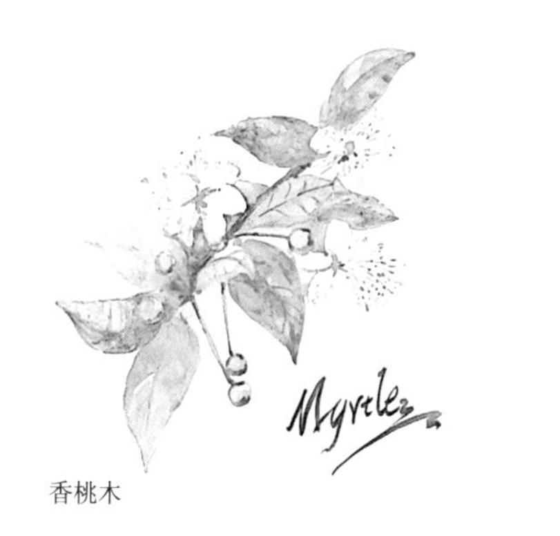

香桃木

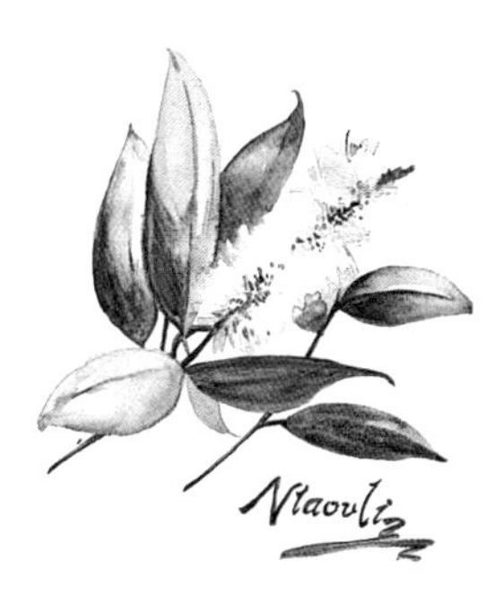

绿花白千层

图 2-3　桃金娘科植物

2.1.4 禾本科

禾本科为草本或木本，地上茎秤杆，杆圆柱形，中空或实心。禾本科是种子植物中的一个大科，包括稻亚科、竹亚科、早熟禾亚科等 12 个亚科和少数不确定类群，在我国分布也非常广泛。禾本科的植物与人类关系最为密切，我们吃的主食如水稻、小麦、小米、荞麦等都是禾本科。禾本科的植物看起来毫不起眼，但是却有着非常强悍的生命力，所谓"野火烧不尽，春风吹又生"。因此，禾本科的植物精油具有原始的生命力，带给我们坚韧不拔的力量。

禾本科代表精油：玫瑰草、岩兰草、香茅等，其植株如图 2-4 所示。禾本科植物叶片有着非常强的韧性，不怕拉扯、不易断裂，其植物精油非常适合处理身体基础部位（如肌肉、骨骼、韧带）的问题，可以促进血液循环，消除乳酸堆积，预防静脉曲张的恶化。同时，禾本科植物精油对心脏也有养护作用，可以预防心悸、高血压，还能够调整免疫系统、提振免疫。禾本科精油在情绪上能帮助个体加强适应力，缓解生活和工作的压力。部分禾本科植物精油如柠檬草，因为含有较高比例的醛类成分，有皮肤刺激性，使用时需注意。

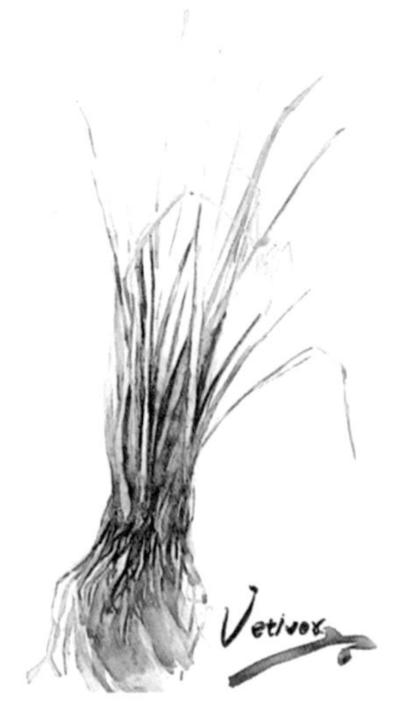

岩兰草

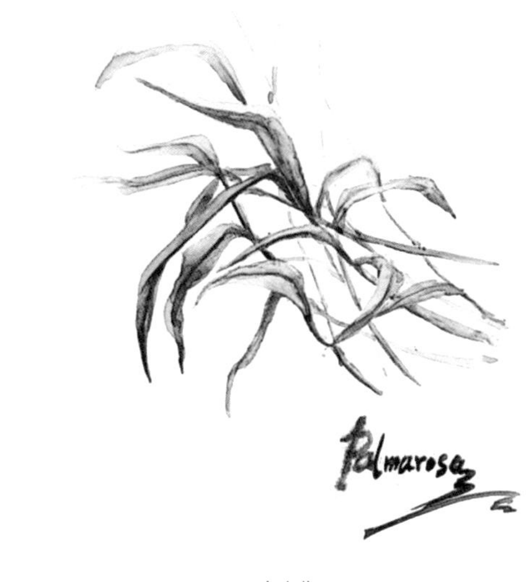

玫瑰草

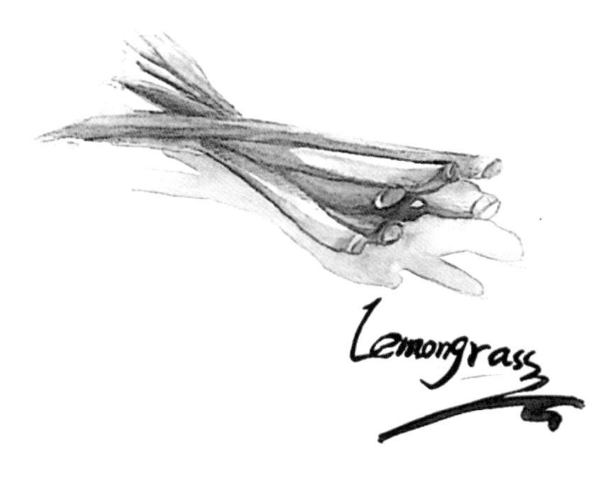

柠檬香茅

图 2-4　禾本科植物

2.1.5 松科

松科是裸子植物里最为人们熟知的类群，广泛分布于北半球，共有 10 个属，230 多种。中国是松科植物种类最多的国家，占世界的 1/3，同时中国还是唯一一个 10 个属全部拥有的国家。松科植物是地球上最古老的植物，多为常绿的高大乔木，叶片尾条形或针形，有长短枝之分，长枝螺旋状互生，短枝簇生，叶片及树干含芳香物质，塔状鳞片球果。

松科植物对自然环境适应性极强，它们能在 -40℃的低温和 50℃的高温下生长，对土壤的适应度也很高，耐干旱、贫瘠，常常能在山地见到它们。松科植物通常高大挺拔，有极强的空间延伸性。

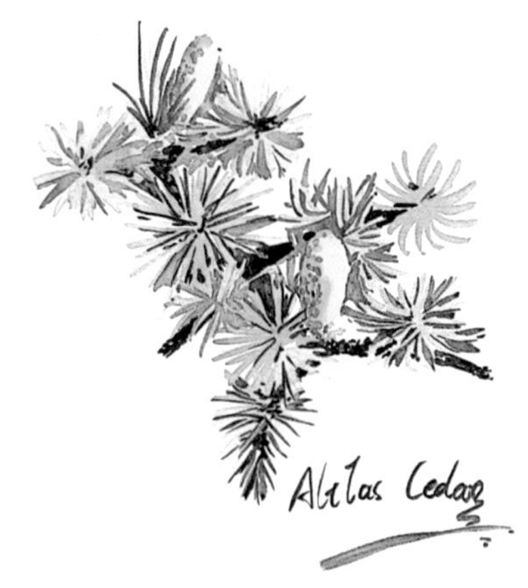

图 2-5　松科植物——大西洋雪松

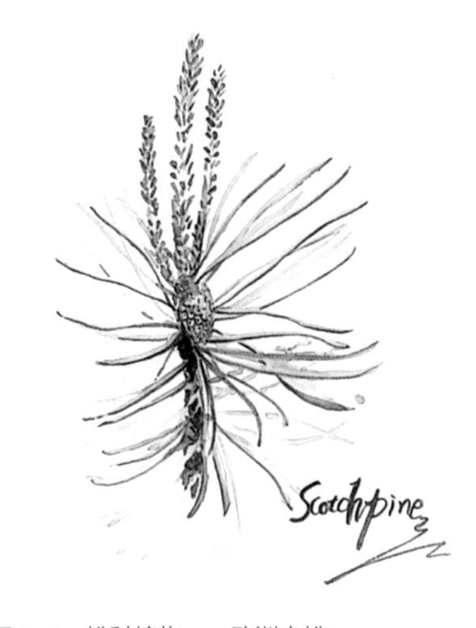

图 2-6　松科植物——欧洲赤松

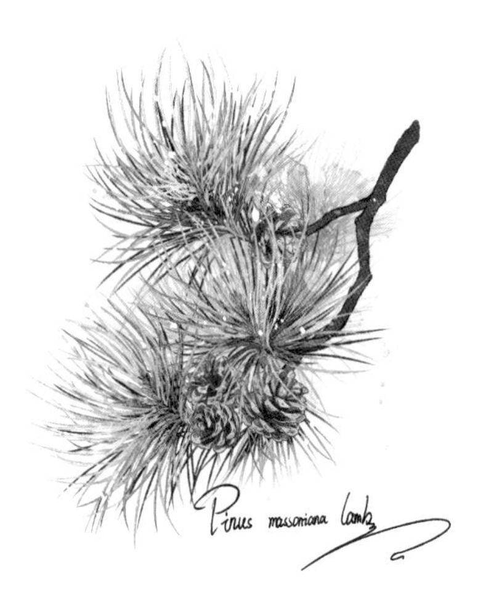

图 2-7　松科植物——马尾松

松科常见的精油有大西洋雪松、欧洲赤松、胶冷杉、黑云杉等，其植株如图 2-5~图 2-7 所示。松科精油比较温和，适合身体虚弱的人长期使用，有补气的功效，能够提升神经传导物质，激励肾上腺素，温和提振免疫系统。松科精油比较适合老人和孩子使用，擅长处理慢性呼吸系统的疾病，对于慢性关节炎等也有很好的改善效果。同时，松科精油能够帮助人们对抗压力，提升自我价值感。

2.1.6 柏科

柏科和松科都是裸子植物，叶对生或轮生，常鳞片状而下延。球花小，单性同株或异株，顶生或腋生。

常用的柏科精油有丝柏、杜松浆果、刺桧等，其植株如图 2-8 所示。

柏科的精油能够改善循环系统，静脉曲张、水肿、痔疮等问题，同时能够缓解呼吸道过敏，改善风湿病的症状。在护肤方面，柏科精油具有收敛性，能够收缩毛孔，但是会偏干性，干性肌肤使用时要注意剂量。

需要注意的是，杜松虽然名字中有“松”，但实际上为柏科植物，并且根据提取部位的不同，分为提取自果实的“杜松浆果”和提取自木质的“高地杜松”。在情绪方面，柏科精油和松科精油一样，具有净化的特质，能给人安全感，改善负面情绪。

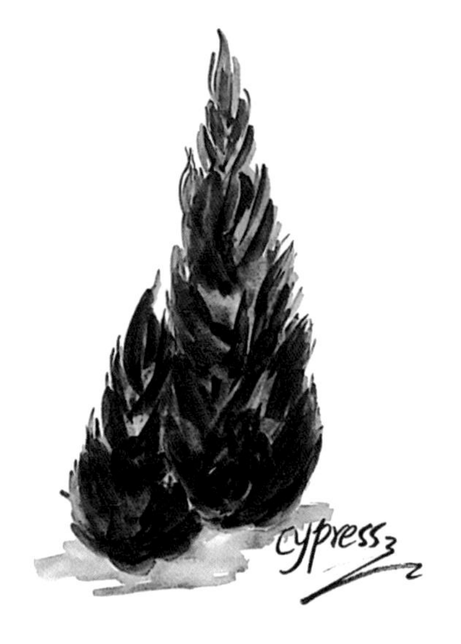

丝柏

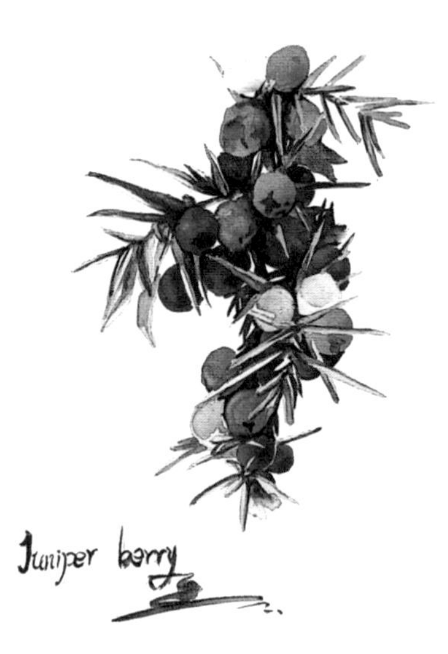

杜松浆果

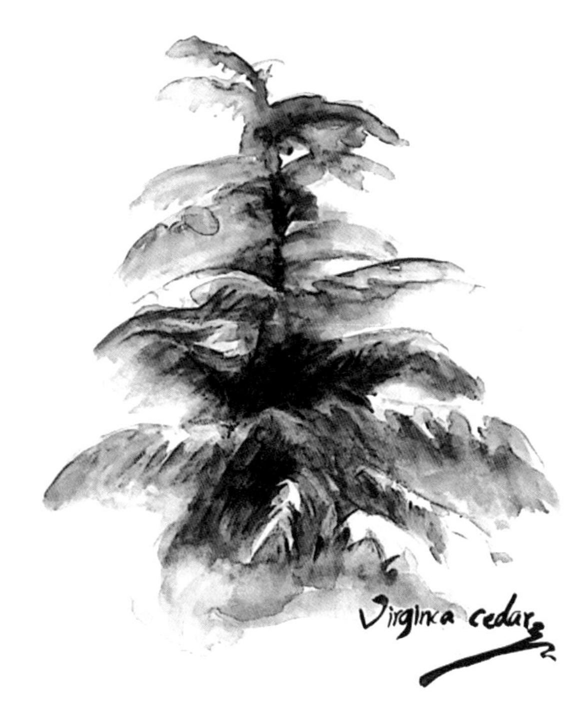

维吉尼亚雪松（维吉尼亚雪松实际是柏科植物）

图 2-8　柏科植物

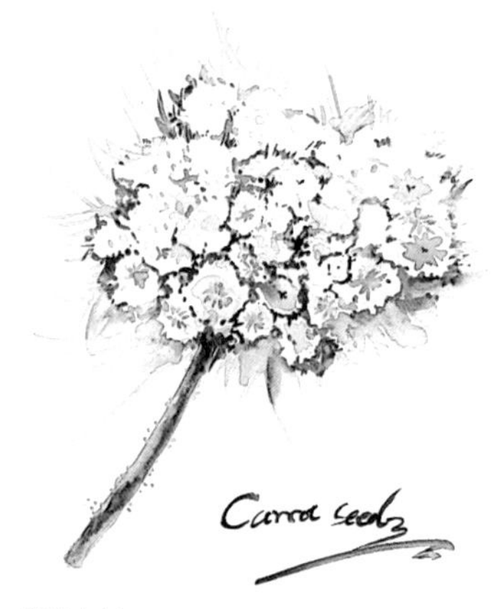

胡萝卜籽

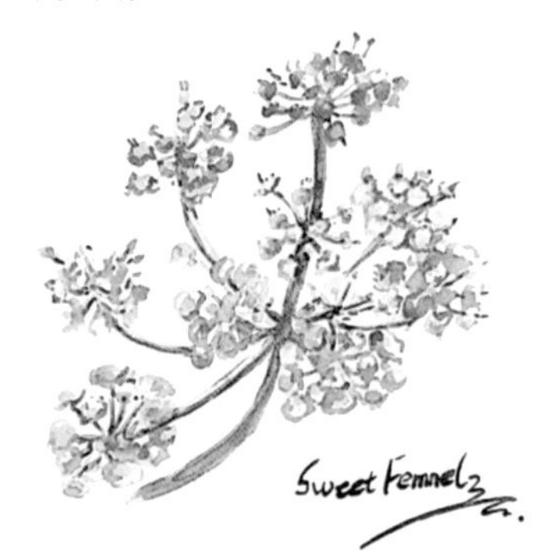

甜茴香

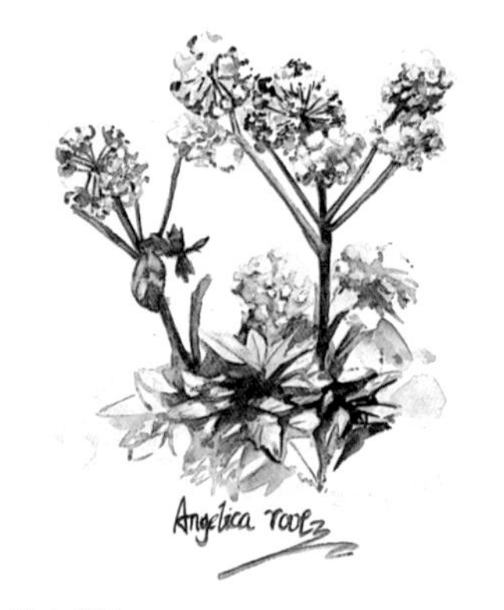

欧白芷根

图 2-9　伞形科植物

2.1.7 伞形科

伞形科有 300 多属，4079 种，据统计，药用植物有 586 种。伞形科植物主要分布于北温带、亚热带或热带的高山上。伞形科植物开花时特征十分明显，它们的开花茎上生长着许多自带小梗的花朵。这些小花簇拥在一起，围绕花头形成一个伞状或是碗状的花序。伞形科植物茎部中空，是一年或多年生的草本植物。

伞形科常见精油有茴香、小茴香、欧白芷根、芹菜籽、胡萝卜籽、莳萝、白松香等，其植株如图 2-9 所示。

伞形科的精油能够激励消化腺分泌、促消化、改善胃胀气、增加食欲，同时伞形科的植物有利肝胆功效，可以帮助脂肪分解，对于泌尿生殖系统亦有帮助，帮助身体排水。伞形科植物花朵的形状和女性的卵巢相似，对女性的生殖系统有养护作用。针对雌激素分泌紊乱，月经周期不正常、痛经等问题都是不错的选择。需要注意的是，不少伞形科精油具有光敏性，所以不要直接使用在裸露的皮肤上，并且要注意使用后避免阳光直射。

事实上，伞形科的植物在生活中非常常见，我们烹饪用到的许多香辛料都来自伞形科，比如茴香、八角、芫荽等，不仅可以增加食材的风味，还能帮助消化。

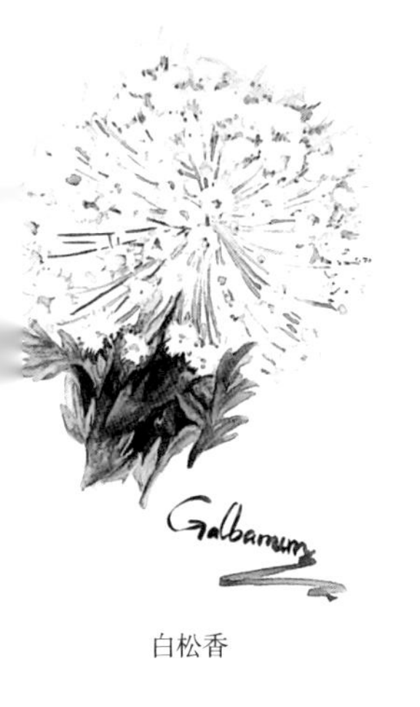

白松香

2.1.8　菊科

菊科植物常为草本，叶互生，大多有头状花序，（许多花簇生在似头状的总花萼上，这些花常被称为“小花”）团聚的花形像是一个个小太阳。菊科约有 1000 属，至 2017 年，被确认的植物总数有 32581 种，广泛分布于全世界，主产于北温带，热带较少。菊科为被子植物中最大的一个科。

菊科常见精油有罗马洋甘菊、德国洋甘菊、摩洛哥蓝艾菊、意大利永久花、土木香、西洋蓍草、艾草等，其植株如图 2-10 所示。

菊科精油的香气不是常见的花香，常常是药草味和果香，气味一般同时贯穿中调和尾调。菊科精油大多性凉，有清热解毒的功效，临床中常用于抗敏消炎，对于敏感肌肤有安抚消敏的功效，尤其是干敏的肌肤。菊科精油可以养肝，有助于提升肝脏谷丙转氨酶的活性，同时能够安抚失衡的自律神经。

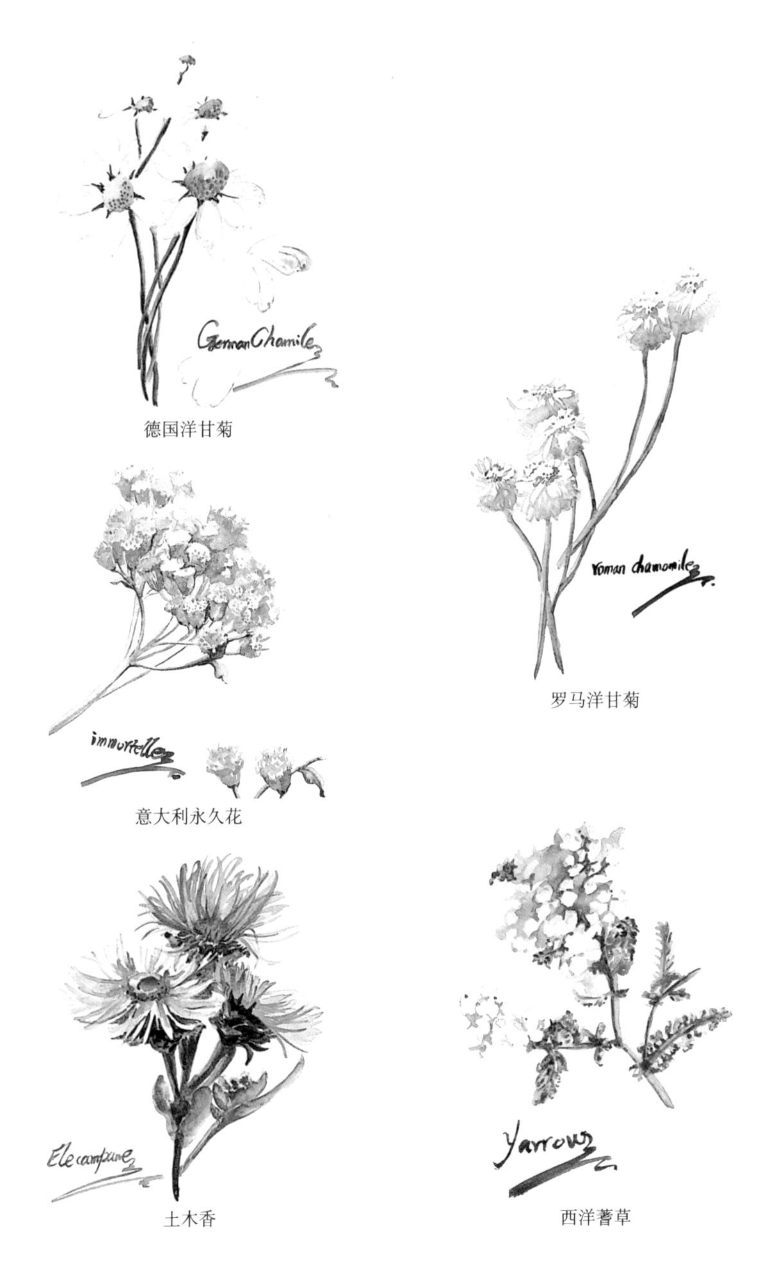

图 2-10　菊科植物

2.1.9 樟科

樟科有 45 属，2000 余种，主要产于热带和亚热带，植物分布中心位于东南亚和巴西，枝干粗壮、枝叶繁茂。我国南部常见樟科植物是常绿阔叶林的主要树种。樟科植物常在春天开花，花型小、不起眼，却香气清远。

樟科的常见精油有芳樟、花梨木、锡兰肉桂、中国肉桂、山鸡椒、月桂等，其植株如图 2-11、图 2-12 所示。

樟科的精油多萃取自叶片，香气浓郁、起效迅速，具有强大的抗菌抗病毒能力。在流感高发季节，樟科植物是呼吸系统的保护卫士，对于感冒、流涕、咳嗽都有很好的辅助治疗效

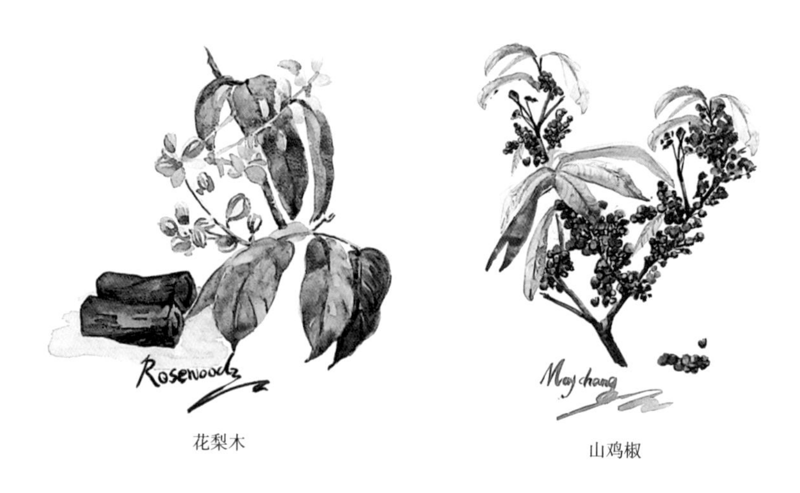

图 2-11 樟科植物

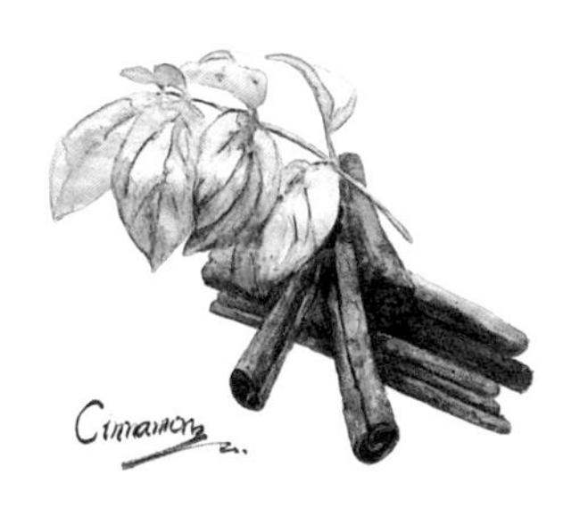

锡兰肉桂

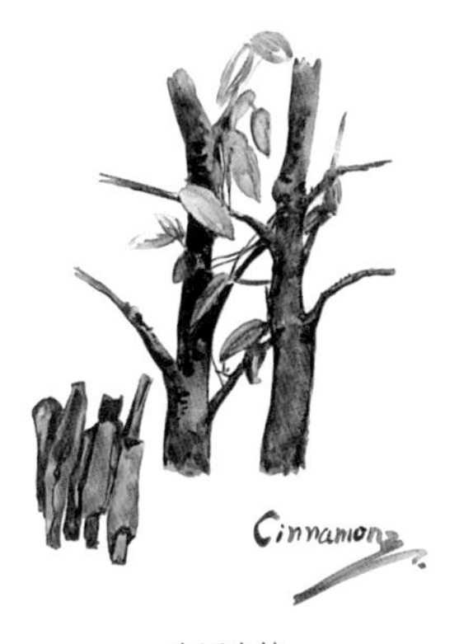

中国肉桂

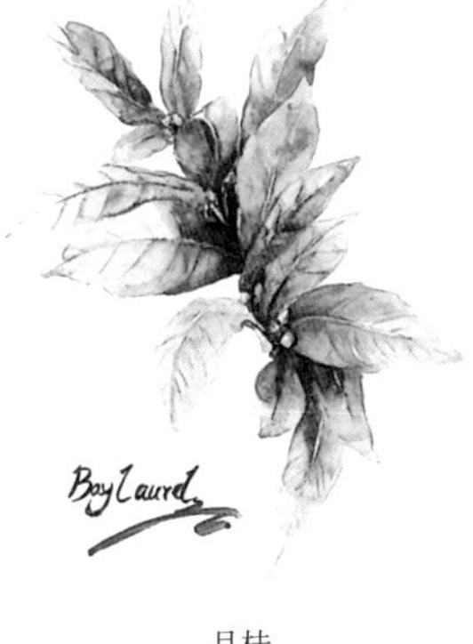

月桂

果，还能够温和提振免疫力。除了呼吸系统外，樟科植物对生殖泌尿系统也有很好的养护作用。同时，樟科植物具有抗虫功效，可以作为驱蚊虫的精油使用。

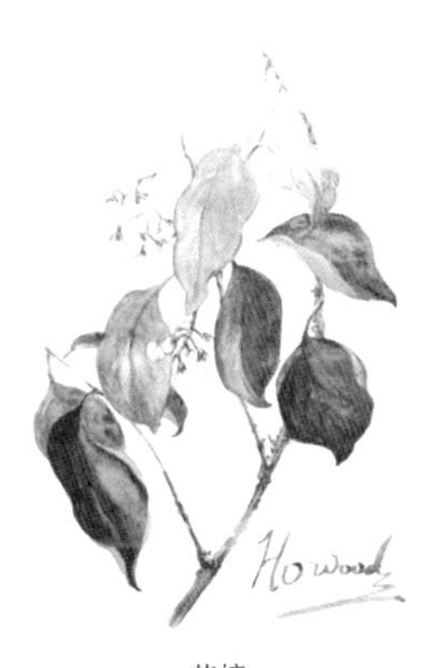

芳樟

图 2-12　樟科植物

2.1.10 橄榄科

橄榄科分为 16 属，500 种，分布于热带地区。植物多乔木或灌木；叶互生，奇数羽状复叶，稀为单叶；花小，多数两性或杂性，辐射对称，粗糙树皮中有分泌油脂和树脂的管道。橄榄科植物大多生长在气候恶劣的地方，树皮受伤后会流出树脂，慢慢凝结成固体，这是它们在漫长的自然演化进程中保护自己的方式，精油便提取自树木受伤后分泌的树脂。因此，橄榄科精油具有愈合伤口的能力，尤其是开放性伤口，能够抗菌消炎、预防感染、促进愈合，同时，它也能消除心理的创伤。

常见的橄榄科精油有乳香、没药、揽香脂等，其植株如图 2-13 所示。橄榄科植物在皮肤上使用可以抗皱、紧致、回春。我国自古以来就有将乳香、没药入药的传统，两者相须使用，能够活血化瘀，促进局部微循环。乳香和没药也是宗教常用的香料，《所罗门之歌》中记载“我要往没药山和乳香冈那边行，直到天起凉风日影飞逝才回来”。《圣经》中记载耶稣诞辰的时候，东方三博士供奉了三份礼物，分别是乳香、没药和黄金。橄榄科的精油气味清透，有着宗教的神圣感，让人平和稳定。对于呼吸系统，橄榄科精油有很好的止咳功效，能够帮助呼吸平稳深沉。

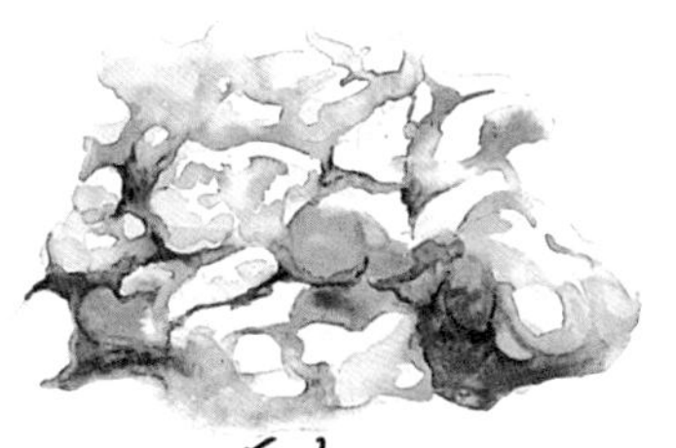

乳香

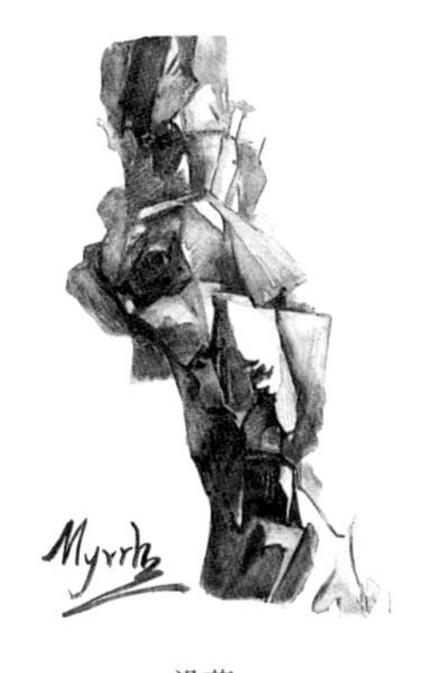

没药

图 2-13　橄榄科植物

2.1.11　姜科

姜科约有 49 属，1500 种，主要分布在热带地区。姜科植物是多年生草本，开有黄绿色花并有刺激性香味的根茎；株高 0.5~1m；根茎肥厚，多分枝，有芳香及辛辣味。入药有发汗解表、温中止呕、解毒等功效。生姜在我国广泛种植和食用，是我们最为熟悉的芳香植物。

姜科常见的精油有姜、豆蔻、姜黄等，其植株如图 2-14 所示。中医认为，生姜具有发汗解表、温中散寒的功效。对于身体的一切寒证都有很好的改善效果，尤其适合因寒证导致的淤堵和慢性疾病。

同时生姜入脾经和胃经，对于消化系统有养护作用，可以健脾和胃，改善胃寒、消化不良等消化道问题。姜科精油大多含有大分子成分，平衡免疫，改善长期慢性疲劳综合征。

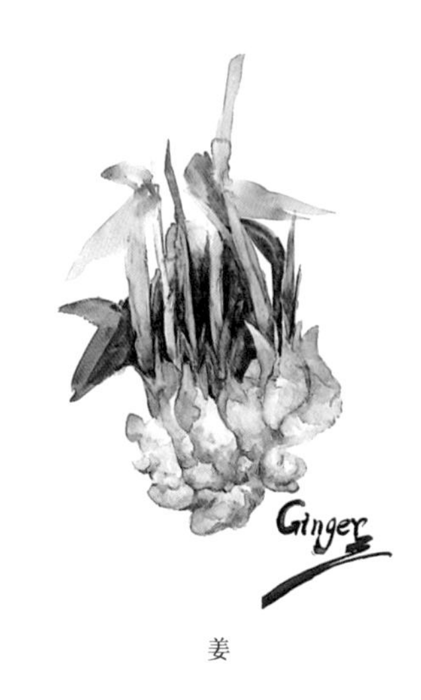

姜

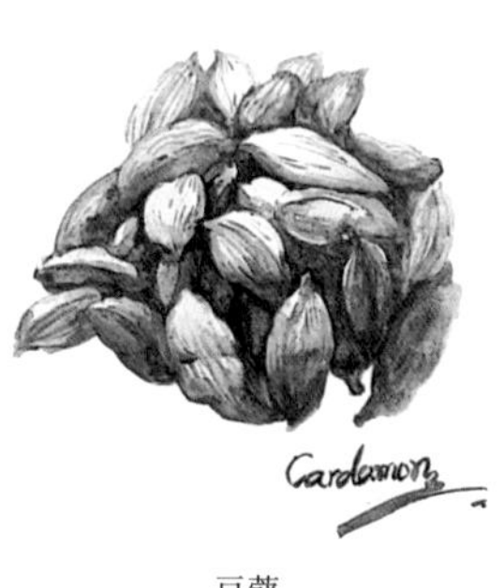

豆蔻

图 2-14　姜科植物

2.1.12　牻牛儿科

牻牛儿科有 11 属，约 750 种，广泛分布于温带、亚热带和热带山地。主要分布于地中海地区、非洲、澳大利亚和南美。牻牛儿科植物多为草本，花朵非常有少女感，明艳美丽。但是需要注意的是，牻牛儿科的精油大多从叶片中萃取，而非从花朵中萃取，牻牛儿科植物的叶片气味甜美，带有花朵香气。

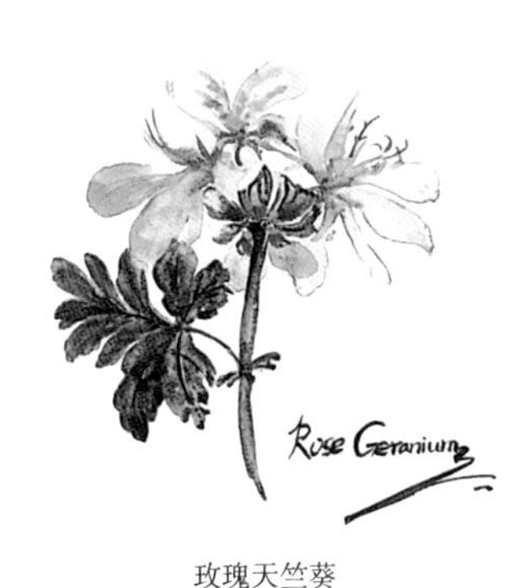

玫瑰天竺葵

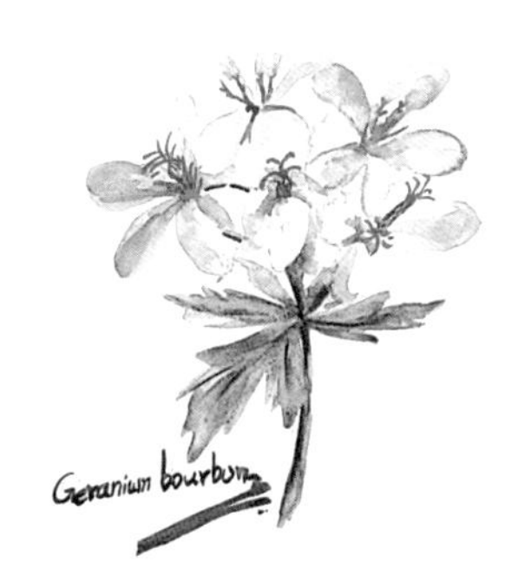

波旁天竺葵

图 2-15　牻牛儿科

牻牛儿科常用精油有天竺葵、大根老鹳草等，其植株如图 2-15 所示。在芳香疗法中，牻牛儿科的植物数量并不多，但是应用非常广泛，是鼎鼎有名的全能型精油。无论是心理还是生理，美容还是健康，牻牛儿科植物都有着较好的疗愈效果，且牻牛儿科的植物具有预防肿瘤的特性。

牻牛儿科的植物精油，能够调节荷尔蒙和皮肤问题，对于妇科问题，也有不错的日常养护效果。牻牛儿科的植物气味头调有玫瑰的味道，又带有阳刚之气，是著名的平衡用油。

除了以上科属之外，还有蔷薇科、豆科、败酱草科等芳香植物较少的科属，在这里不再一一列举。植物科属是我们认识精油的工具之一，通过分析植物科属，能看到同一家族植物的共性。当然，同一家族的植物中，由于其主要成分不同，每一种植物都具有独特的个性。我们要较好地了解植物精油的使用和功效，除了认识植物科属，更应该对精油化学有所认识。

2.2 精油化学

每种植物精油都含有几十到几百种的天然化学成分，精油所呈现出来的药理特性和生理治疗特性来自其组成成分共同的作用，并非单一化学物质的理化属性。比如，我们熟知的真正薰衣草精油，其中能被检测出来的天然有机化学成分大约有两百多种，而随着自然气候的每年变化、产地生长环境、萃取技术的不同等原因，每一批次的真正薰衣草精油中所含有的天然化学成分的种类和比例均不完全一样。

本书试图用简要和归纳的方式来梳理精油化学相关知识，天然化学物质的气味描述和个人感受是因人而异的，有些物质的药理特性也会因实验条件、环境、受试者的不同而存在差异。

2.2.1 基础有机化学

有机物和无机物在组成、结构和性质上存在很大差异。无机物由 100 多种元素组成，这些元素之间大多为离子键；而有机物的元素不是很多，其中都含有碳，多数含氢，其次是氧、氮、硫、磷、卤素等。有机物之间的化学键基本上是共价键，共价键的键长、键能、键的极性都会影响其化学性质，因此，有机化学可以说是研究碳氢化合物及其衍生物的科学。

大多数有机化合物具有熔沸点较低、易燃烧、难溶于水、易溶于有机溶剂、反应速度慢、副反应较多等性质，这与无机化合物的性质有很大不同。自然界中存在众多的元素，其中碳元素对世界尤为重要，碳元素是所有已知生命的化学基础。碳原子通过与其他元素（或者是其他碳元素）共用电子形成较为稳定或者极为稳定的电子结构。每个碳原子可以跟其他非金属原子形成 4 个键，而且碳原子之间也能以共价键结合，形成单键、双键甚至是三键，其形状有链状（直链、支链）和环状（单环、双环、三环等），因此，含碳有机物种类多样复杂。我们常说的烃是指只含有碳氢两种元素的有机物（包括链状烃和环状烃）；芳香烃指含有苯环的烃（不含苯环的烃称为脂环烃，芳香烃和脂环烃都是环状烃）；芳香同系物指有一个苯环，环侧链为烷烃基的芳香烃；烃的衍生物指烃分子中的氢原子被其他原子或原子团所取代而生成的一系列化合物。

碳、氢、氧是组成生命的基本物质，同样，精油也主要由这三种物质组成。在研究精油化学时，我们通常把精油的天然成分分为两大类：一类为碳氢化合物（比如单萜烯、倍半萜烯），这类成分在大多数精油中是相对比较常见的；另一类是含氧化合物（酯类、醛类、酮类、醇类、酚类、醚类、氧化物、内酯类和香豆素等）。

精油天然化学成分中同样存在同分异构体，它是指有着相同分子式的分子，各原子间的化学键也常常是相同的，但原子的排列却是不同的，所表现出来的生理性、药理性也有所不同。精油化学分子结构大多是在以异戊二烯为单位框架的基础上构建的。精油成分中的大部分化合物都由 2~4 个异戊二烯构成，这些单位被称为类萜或萜烯。类萜是指增加了含氧官能团的萜烯，而萜烯常被称为碳氢化合物，以异戊二烯单位数量分为：单萜烯（2 个异戊二烯）、倍半萜烯（3 个异戊二烯）、双萜烯（4 个异戊二烯）、二倍半萜烯（5 个异戊二烯）、三萜烯（6 个异戊二烯）、四萜烯（8 个异戊二烯）。以水蒸馏和压榨法进行萃取的精油较多，所以双萜烯和更大的萜类成分（二倍半萜烯、三萜烯、四萜烯等）很难在精油中找到。随着萃取技术的发展，比如超临界二氧化碳萃取，也有一些难以挥发的三萜类物质能存在于精油中。表 2-1 为精油化学分类表（以常见精油化学成分为主）。

精油化学分类表　表 2-1

精油化学	分类
单萜烯	柠檬烯（左旋柠檬烯、右旋柠檬烯）、对伞花烃（百里酚，香芹芥酚）、松油萜（α- 松油萜，β- 松油萜）、水茴香萜、月桂烯、樟烯、桧烯、萜品烯
单萜醇	香茅醇、牻牛儿醇、龙脑、橙花醇、左旋薄荷脑、萜品烯 4 醇、沉香醇
倍半萜烯	丁香油烃、葎草烯、天蓝烃（母菊天蓝烃、岩兰草天蓝烃、愈创天蓝烃）、金合欢烯
倍半萜醇	广藿香醇、岩兰草醇、雪松醇、檀香醇（α- 檀香醇、β- 檀香醇）、β 桉叶醇、金合欢醇、橙花叔醇、红没药醇
酚类	丁香酚 / 异丁香酚、百里酚、香芹酚
醚类	甲基醚蒌叶酚、芹菜醚、肉豆蔻醚、洋茴香脑
氧化物醚	桉油醇、沉香醇氧化物、玫瑰氧化物
单萜酮	樟脑、侧柏酮、松樟酮、马鞭草酮、香芹酮、薄荷酮、异薄荷酮
倍半萜酮	大马士革酮，紫罗兰酮、大西洋酮、意大利酮、缬草酮、三酮
单萜醛	柠檬醛、香茅醛
芳香醛	苯甲醛、小茴香醛、肉桂醛、香草素、安息香酸、肉桂酸、水杨酸、苯甲醇、苯乙醇、肉桂醇
酯类	乙酸沉香酯、乙酸龙脑酯、乙酸萜品酯、乙酸牻牛儿酯、乙酸橙花酯、乙酸苄酯
苯基酯	苯甲酸苄酯、水杨酸甲酯、邻氨基苯甲酸甲酯
内酯	呋喃内酯（瑟丹内酯、藁本内酯）、倍半萜内酯（土木香内酯、堆心菊素）
香豆素 / 呋喃香豆素	柠檬内酯、七叶树内酯、伞形花内酯、佛手柑内酯

目前，对于天然精油的痕量成分的研究还是非常有限，精油的生理功效和单一化学成分的生理功效并不完全相同，甚至在不同人身上会出现不一样的反应，下面对天然精油主要成分的化学结构、气味、药理特性进行分类介绍。

（1）单萜烯

单萜烯由 2 个异戊二烯组成，是精油中最常见的成分，相对刺激性小（表 2-2）。其药理特性为：具有抗菌、抗感染能力，能激励神经传导物质的传递，但如果长期高浓度使用可能会导致皮肤和黏膜过敏。

（2）单萜醇

单萜醇是由单萜烯衍生而来（羟基链接在碳链上），能极其微量地溶于水中，非常温和，绝大部分没有刺激性，也无神经毒性（表 2-3）。在护理中，单萜醇可以提升白细胞数与抗体，激励巨噬细胞，利肝胆，擅长长期慢性疲劳症和身心症的养护。

（3）倍半萜烯

倍半萜烯在精油中属于大分子成分，水溶性低，氧化后容易呈现树脂状（表 2-4）。其药理特性为：抗组织胺，改善过敏性炎症，帮助镇静过度活跃的神经，还可以消除细胞受体上的无用讯息从而恢复人的知觉敏锐度。

（4）倍半萜醇

倍半萜醇具有 15 个碳元素，比单萜醇的肤感更温和，挥发性更低，刺激性更低，抗感染特性较弱（表 2-5）。倍半萜醇特别适合长期慢性的炎症和身心失衡症，在护肤方面也具有不错的调理皮脂分泌功效，促进皮肤新陈代谢能力，改善肌肤的衰老状态。

名称	左旋柠檬烯	右旋柠檬烯	异松油烯	α- 松油萜 / 蒎烯	β- 松油萜 / 蒎烯
化学结构	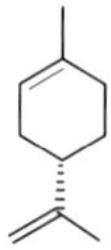	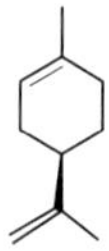	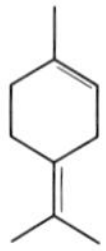 旋位换成双键	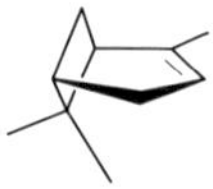 双键在碳环内	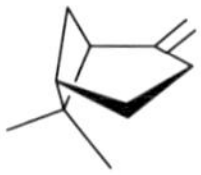 双键在碳环外
气味	松针	水果柑橘	树脂、木香	青气、松针	汽油、朽木
药理特性	1. 改善炎症、抗菌、改善呼吸道多痰情况; 2. 振奋情绪; 3. 对抗自由基; 4. 调节皮脂分泌	1. 激励消化腺的分泌，养护肝胆，激励胆汁分泌; 2. 消炎，辅助抑制癌细胞生长与扩散	1. 天然防腐剂功效; 2. 消除全身性慢性轻微炎症; 3. 缓解全身性疼痛	1. 具有类可的松作用，消炎; 2. 提振免疫力; 3. 提振肾上腺，提升意志力	1. 具有植物警戒荷尔蒙作用，帮助环境驱虫; 2. 提振肾上腺，提升意志力
代表精油	欧洲赤松 欧洲冷杉 瑞士石松	甜橙 柠檬 葡萄柚	黑胡椒 快乐鼠尾草 丝柏	乳香 杜松浆果 冷杉	白松香 欧白芷根 丝柏

名称	α- 水茴香萜	β- 水茴香萜	月桂烯	樟烯	桧烯
化学结构	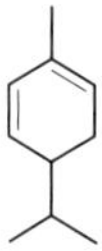 双键在环内侧	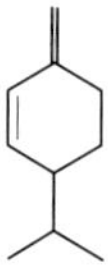 双键在顶端	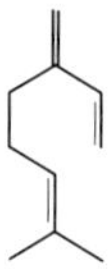	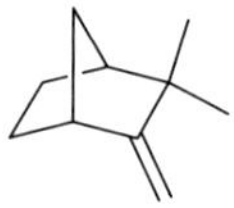	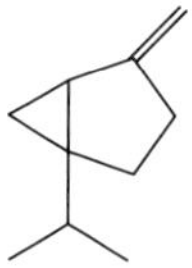
气味	清凉、薄荷感、亲和感		油漆、微刺激	轻微樟脑味	潮湿、朽木
药理特性	1. 强化肾、尿道、膀胱的功效; 2. 帮助身体利尿，消水肿		1. 具有费洛蒙效应; 2. 辅助抗细胞癌变; 3. 止神经痛	1. 作用于呼吸系统，改善黏膜慢性炎症; 2. 化解呼吸道黏液	1. 对抗慢性炎症，协同其他成分共同消炎; 2. 缓解消化系统的不适感
代表精油	莳萝 乳香 竹叶花椒 （通常两者同时出现）		月桂 蛇麻草 芳樟	石松 云杉 胶冷杉	黑胡椒 小豆蔻 莱姆

名称	α-萜品烯	γ-萜品烯	顺式罗勒烯	反式罗勒烯	δ3-蒈烯	对伞花烃
化学结构	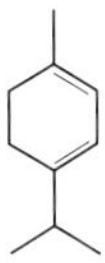	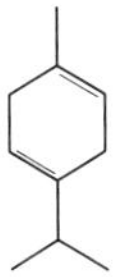	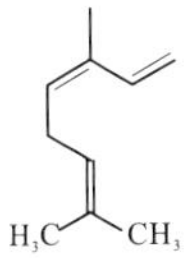 H_3C CH_3	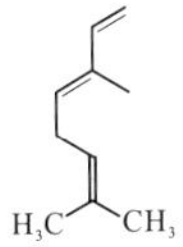 H_3C CH_3	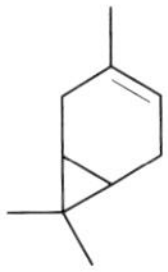	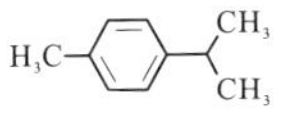 H_3C CH_3 CH_3
	不饱和碳环结构		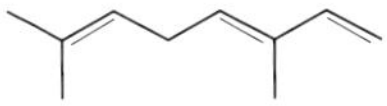		双环结构	
气味	新鲜、绿色		甜味、干果味		刺激、松节油	
药理特性	1. 提振情绪，加强勇气； 2. 对抗呼吸道感染、止咳； 3. 温和抗菌且不破坏微生态环境		1. 免疫系统的警戒，提升免疫答应灵敏度； 2. 具有费洛蒙效应		1. 针对运动系统的止痛； 2. 皮肤发红剂	1. 下半身关节止痛； 2. 提振免疫力； 3. 强力抗感染； 4. 激励循环，皮肤发红剂
代表精油	茶树 甜马郁兰		甜罗勒 龙蒿 神圣罗勒		欧洲赤松 黑胡椒	冬季香薄荷 牛至 多苞叶尤加利

单萜醇类精油特性表　表 2-3

名称	香茅醇	反式牻牛儿醇 / 香叶醇	顺式牻牛儿醇 / 橙花醇	龙脑
化学结构	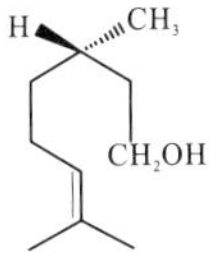 H CH_3 CH_2OH	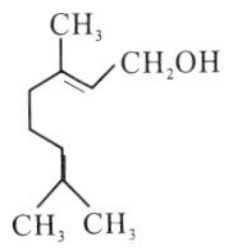 CH_3 CH_2OH CH_3 CH_3	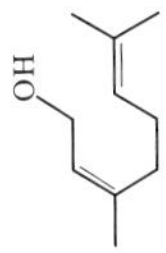 HO	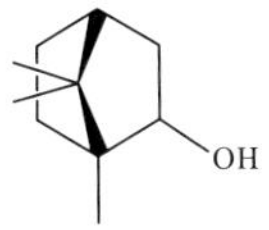 OH
气味	清淡、花香	花香、清新	蜂蜜、玫瑰	清凉、微甜
药理特性	1. 增强皮肤细胞含水保湿能力，稳定性高、亲肤性好； 2. 强化皮肤免疫机能，促进微血管循环、补血、活化器官； 3. 平衡血压	1. 强力抗感染，强力提升免疫（疱疹病毒）； 2. 暖身、促进循环； 3. 激励生殖机能（适合处理经常感染发炎，子宫内膜异位反复发作的情况）； 4. 驱避动物	1. 安抚情绪、抗沮丧忧郁、缓解焦虑、改善失眠； 2. 增加吸引力，培养好人缘	1. 利胆强心，激励神经系统； 2. 激励亢奋身心； 3. 关节筋骨镇痛
代表精油	玫瑰草 玫瑰	苦橙花 香蜂草	天竺葵 玫瑰	龙脑百里香 冷杉

名称	左旋薄荷脑	萜品烯4醇	左旋沉香醇/芳樟醇	右旋沉香醇/芫荽醇
化学结构	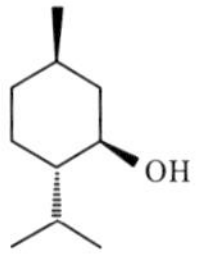	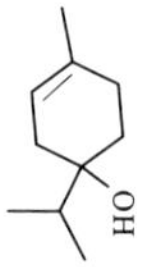	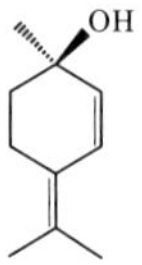	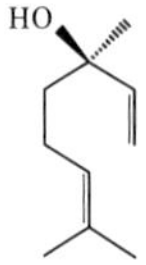
气味	冰凉、透发	微臭、泥土	花香、果香	香料、活力
药理特性	1. 模糊皮肤的感觉接收器，止痛、止吐、止痒、止晕； 2. 促进循环、消肿、行气开窍； 3. 养肝利胆	1. 抗菌但刺激性低，处理病毒感染且不破坏体内生态； 2. 激励免疫球蛋白分泌性抗体，刺激白细胞增长； 3. 减少皮脂分泌	1. 抑制麦氨酸，静定神经； 2. 抗菌、抗感染（消化道、呼吸道、尿道）	1. 温和提升免疫力（提升白细胞），整体性激励； 2. 缓解因压力引起的消化系统问题
代表精油	绿薄荷 胡椒薄荷	茶树 甜马郁兰	花梨木 芳樟	芫荽 肉豆蔻 甜橙

倍半萜烯类精油特性表　表2-4

名称	α-丁香油烃	β-丁香油烃	α-没药烯	β-没药烯	γ-没药烯
化学结构	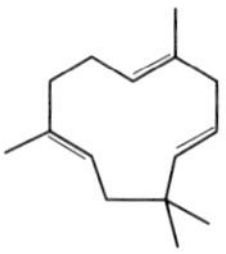	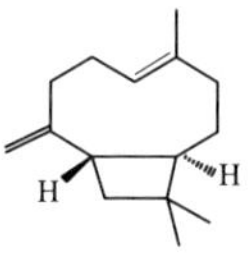	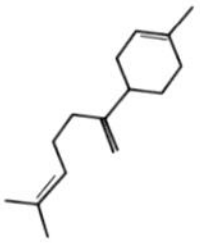	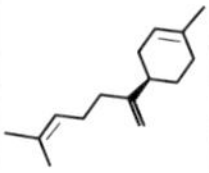	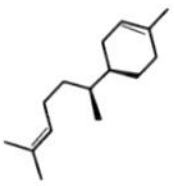
			双键的位置不同		
气味	沉稳、木质、温暖	活泼、热烈	稳沉、琥珀		
药理特性	1. 协助镇定中枢神经； 2. 温暖身心，给人放松感	1. 抗黏膜炎、止痛； 2. 缓解胃炎、胃溃疡； 3. 提振副交感神经作用	1. 消炎，改善肌肤疤痕； 2. 对抗微生物，抗感染； 3. 改善情绪引发的内分泌问题，安抚失衡神经，辅助调节甲状腺机能亢奋情况		
代表精油	蛇麻草 黑胡椒	黑胡椒 丁香叶 多香果	没药 姜 姜黄		

名称	α-金合欢烯	β-金合欢烯	母菊天蓝烃	大根老鹳草烯
化学结构	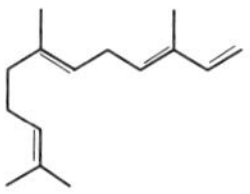	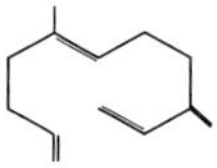	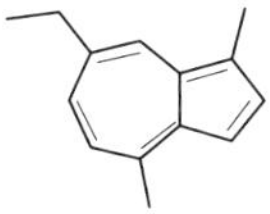	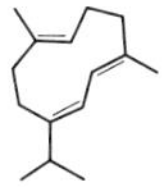
	双键位置变化			5种形态，双键位置不同
气味	苹果、花香	人参、胶水	多样性	沉稳、烟草、甘甜
药理特性	1. 促进及调节各种讯息传导特质（包括在身心灵层面促进对自己沟通和表达）； 2. 稳定肥大细胞		1. 抑制白三烯在皮肤上的炎症反应，减缓过敏症状（过度使用会有让皮肤免疫力下降的可能性）； 2. 在心理上促进亲子关系的修复	1. 提升生理费洛蒙效果； 2. 增强人的行动力； 3. 具有环境驱虫功效
代表精油	橙花 完全依兰 大花茉莉	德国洋甘菊 土木香 贞洁树	德国洋甘菊 西洋蓍草 摩洛哥蓝艾菊	依兰依兰 柠檬马鞭草 一枝黄花

名称	蛇床烯	古芸烯	香树烯
化学结构	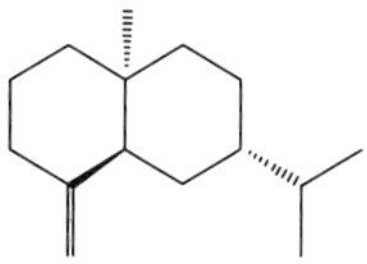	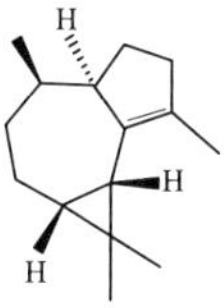	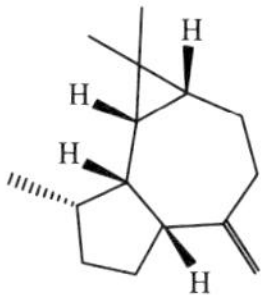
气味	泥土、潮湿	烟感	花香、悸动
药理特性	1. 抗痉挛、止痛； 2. 镇定中枢神经系统，帮助睡眠	镇定中枢神经安抚助眠，提升副交感神经作用	平衡神经系统的失衡状态，感受青春活力
代表精油	台湾红桧 芹菜籽 莎草	穗甘松 大根老鹳草	白玉兰 中国桂花

倍半萜醇类精油特性表　表 2-5

名称	广藿香醇	岩兰草醇	雪松醇	α- 檀香醇	β- 檀香醇
化学结构	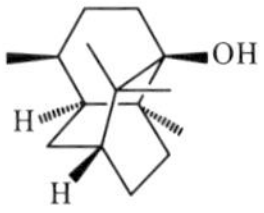	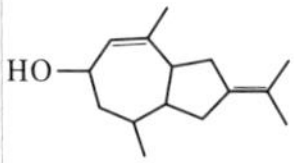	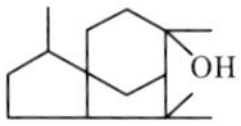	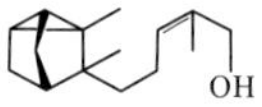	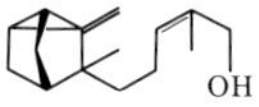
气味	稳沉、泥土、潮湿	泥土、潮湿、甜	木质、干燥、收敛	木质、清新	动情、古老、深层
药理特性	1. 类似钙离子通道阻断作用，降低血压，抗心绞痛，心律不齐，平喘； 2. 促进细胞再生，缓解溃疡、龟裂； 3. 缓解血管肿胀和血管微循环问题	1. 增加红细胞数量和红细胞携氧量； 2. 辅助改善静脉问题（痔疮、静脉曲张）	1. 作用于中枢神经，镇定、助眠、收敛； 2. 经常作为调香中的定香剂	1. 抗微生物（主要是真菌），改善泌尿系统炎症； 2. 促进细胞再生，促进伤口愈合	1. 缓解肌肤干涩，促进细胞再生； 2. 安抚镇定神经； 3. 在调香中作为动情因素
代表精油	广藿香	岩兰草	红桧 香柏木 日本扁柏	澳洲檀香 印度檀香 太平洋檀香	印度檀香

名称	β- 桉叶醇	金合欢醇	橙花叔醇	红没药醇
化学结构	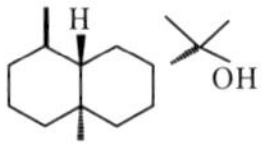	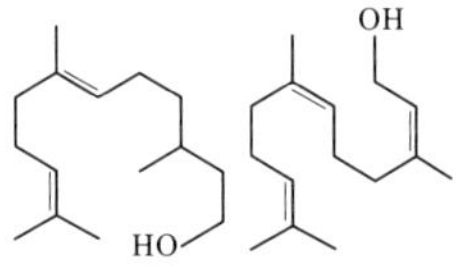	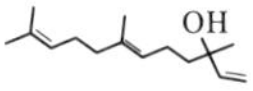	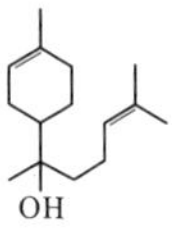
气味		铃兰、青草	果香、花香、木质	
药理特性	1. 镇定中枢神经，缓解头痛（阻断钙离子通道）； 2. 减少脑部不规则放电情况	1. 美白淡化疤痕，平衡肌肤； 2. 温和抗菌（不破坏 pH 值），均衡皮肤皮脂和水分； 3. 促进皮肤新陈代谢，抗皱并增加弹性； 4. 辅助抗肿瘤（促进癌细胞凋零）	1. 抗焦虑； 2. 辅助抑制血栓形成； 3. 止咳、平缓； 4. 协调气味、定香	1. 强效消炎，改善皮肤过敏状态； 2. 抗菌、抗感染； 3. 对抗自由基
代表精油	扁柏 红桧 丝柏	玫瑰 依兰 茉莉	绿化白千层 生姜	德国洋甘菊

（5）酚类

酚类与醇类一样具有羟基，但是链接在苯环上（表 2-6）。它具有皮肤刺激性，在人体代谢时间会相对长一些（3~6h 代谢出体外）。药理特性为：抗氧化、激励循环、能强力抗微生物感染（包括抗细菌、真菌）；提升人体免疫，建议免疫力过高的人禁用，如自体性免疫患者。

（6）醚类

醚类成分含有醚基，分为单纯醚，酚醚（芳香醚）、环醚（表 2-7）。在精油中出现的多半为带有甲基的酚醚类。其药理特性为：很好的抗痉挛作用，在低剂量时镇静安抚神经，高剂量时为中枢神经兴奋剂；有的醚类分子具有消炎作用（如：甲基醚蒌叶酚）；有的醚类分子具有类似雌激素效果（如：洋茴香脑）；有的醚类有致癌性，如黄樟素（一般不用）、甲基醚丁香酚，细辛脑；还有一部分含氧环醚，我们习惯性称为氧化物，比如 1.8- 桉油醇。

（7）酮类

含有酮类的精油需要谨慎使用，它具神经毒性——它们运用在婴儿或者特殊人群身上可能会影响中枢神经系统，引起流产或引发癫痫症。然而低剂量的酮类分子具有化解黏液、抗菌等功效，甚至低剂量情况还可以激发创造力。表 2-8 为酮类精油特性表。

（8）倍半萜酮

和单萜酮类相比，倍半萜酮成分没有神经毒性、挥发性低、肤感温和，不具有刺激性。药理特性为：镇静安抚神经，消解黏膜黏液，促进肌肤细胞再生，具有辅助抗肿瘤潜力。表 2-9 为倍半萜酮类精油特性表。

（9）醛

精油中的醛类成分主要有萜烯醛和芳香醛，其特性见表 2-10。

酚类精油特性表　表 2-6

名称	丁香酚	异丁香酚	百里酚	香芹酚
化学结构	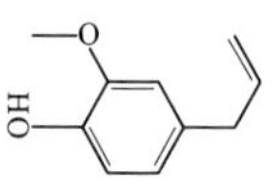	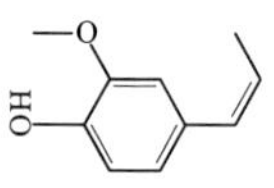	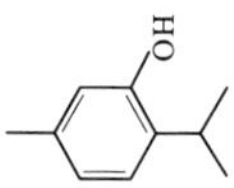	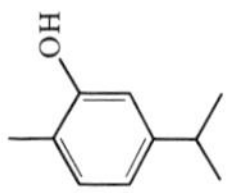
气味	消毒水、清新		刺激、油漆	
药理特性	1. 止痛，麻痹末梢神经； 2. 促进血液循环，活血，抗血小板血栓烷，促进其他成分经皮吸收； 3. 抗肿瘤，诱发细胞凋亡； 4. 抗感染、驱虫； 5. 温暖身心		1. 抗微生物，抗感染； 2. 辅助止痛； 3. 驱胀气，助消化； 4. 抗氧化能力强，可与自由基结合，抗衰； 5. 活化，激励循环	1. 优异的抗癌功效（实验证明其对肝细胞癌 HEPG2 细胞凋亡有诱导作用）； 2. 关节止痛祛湿； 3. 温暖身心，改善冷漠的感受； 4. 防腐，抗微生物
代表精油	丁香花苞 多香果 神圣罗勒		百里酚百里香 印度藏茴香	牛至 冬季香薄荷

醚类精油特性表　表 2-7

名称	甲基醚蒌叶酚	甲基醚丁香酚	芹菜醚	肉豆蔻醚
化学结构	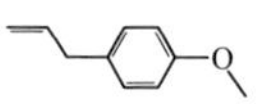	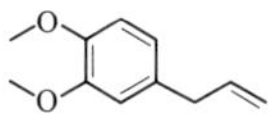	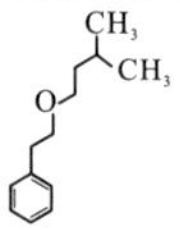	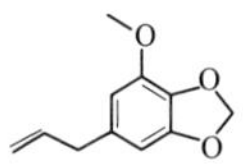
气味	香料味	糖果、清新		香料
药理特性	1. 止痛，作用于月经痛和头痛； 2. 消除妇科充血肿胀； 3. 去除受体上无用讯息，恢复嗅觉灵敏； 4. 改善胃腹部胀气	1. 抗感染、抗真菌； 2. 抗痉挛，改善腹部痉挛	1. 有轻微迷幻剂效果； 2. 辅助止痛，麻醉； 3. 低剂量可以激励脂肪分解； 4. 激励卵巢正常运作	1. 有轻微兴奋剂效果； 2. 激励胃液分泌和肠蠕动； 3. 止痛和镇定麻痹（单胺氧化酶抑制剂）； 4. 清除自由基，提升肝脏细胞活性
代表精油	龙艾 热带罗勒 罗勒	多香果 丁香	肉豆蔻 欧芹	肉豆蔻 欧芹

名称	榄香脂醚	细辛醚	顺式洋茴香脑	反式洋茴香脑	黄樟素
化学结构	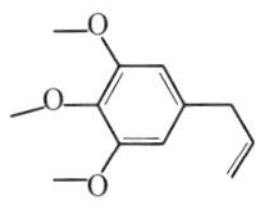	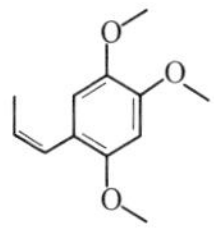	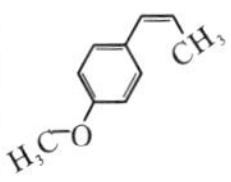	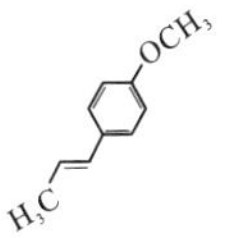	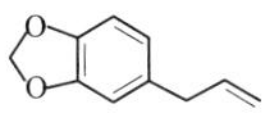
气味			茴香、辛香料、甘草		樟木
药理特性	镇定中枢神经，改善抑郁焦虑	作用于中枢神经：α- 细辛醚镇定助眠效果比 β 型强，β- 细辛醚抗抑郁效果比 α 型强，略有毒性	1. 在体内产生类似雌激素的身体反应，但是加乘反应量少； 2. 辅助更年期改善； 3. 提升免疫应答力		天然杀虫剂，是杀虫增效剂胡椒基丁醚的前体
代表精油	榄香脂	石菖蒲	洋茴香 藏茴香 甜茴香		樟树

名称	1.4- 桉油醇	1.8- 桉油醇	沉香醇氧化物	顺式玫瑰醚	反式玫瑰醚
化学结构	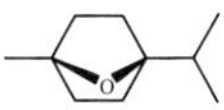	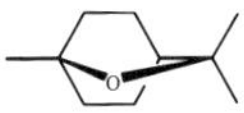	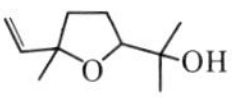	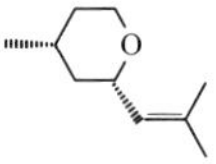	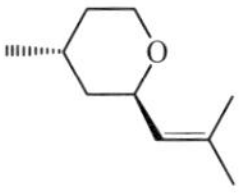
气味	穿透、金属、冰冷		清新、甜美	花香	烟熏
药理特性	1. 具有收敛干燥特性，用于唇形疱疹、水痘的辅助治疗； 2. 改善呼吸系统问题，化痰祛痰； 3. 促进白细胞生成，增强抗病原体； 4. 具有广谱抗菌性，抗感染； 5. 促进毛细血管的血液流动		1. 抗呼吸道微生物； 2. 净化空气，去除烟味； 3. 激励神经活跃，提振情绪	1. 安抚焦虑神经，提升副交感神经作用； 2. 模拟玫瑰香气的调香	
代表精油	蓝胶尤加利 白千层 月桂		沉香醇百里香 芳樟	大马士革玫瑰 墨红玫瑰	

酮类精油特性表　表 2-8

名称	樟脑	α- 侧柏酮	β- 侧柏酮	甲基侧柏酮	松樟酮	异松樟酮
化学结构	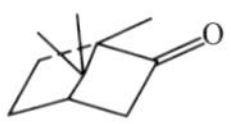	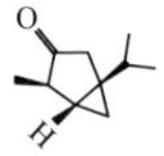	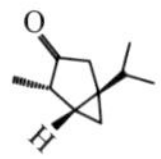	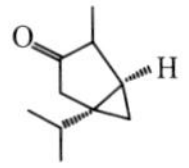	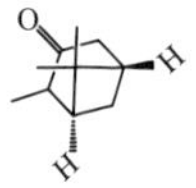	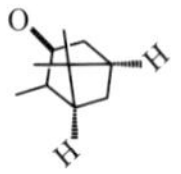
气味	穿透、刺激、晕眩	甘甜、清新	苦涩、泥土	青气、苦涩	松针	
药理特性	1. 改善关节疼痛，帮助消除炎症反应； 2. 驱虫； 3. 促进伤口愈合	1. 抑制 GABA，有可能使人产生轻微幻觉感； 2. 促进细胞再生； 3. 化瘀堵通经络		利脑、抑制 GABA、激发创意	1. 化解呼吸系统黏液（抗黏膜发炎，改善气管不畅）； 2. 利脑，帮助提升大脑创造力	
代表精油	樟树 樟脑迷迭香 头状薰衣草	西方艾草 快乐鼠尾草	南木蒿 快乐鼠尾草 （毒性弱）	艾草 侧柏 鼠尾草	牛膝草	

名称	马鞭草酮	左旋香芹酮	右旋香芹酮	胡薄荷酮
化学结构	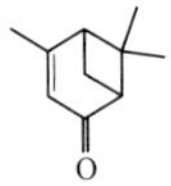	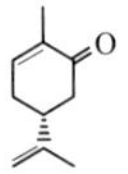	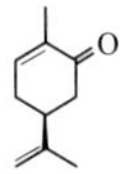	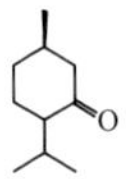
气味	青气、发散	薄荷	香料	清凉、青气
药理特性	1. 帮助肝脏解毒，养肝利胆； 2. 化解黏滞血液，辅助抗凝血； 3. 促进细胞再生，改善皮肤疤痕	1. 辅助改善乳腺堵塞； 2. 帮助提振消化； 3. 强化胰腺功能（增强食欲）	1. 提升括约肌功能，作用在泌尿生殖系统； 2. 帮助提升胰岛素应答机制	1. 具有养肝利胆的辅助效应； 2. 激励消化腺功能
代表精油	马鞭草酮迷迭香	绿薄荷	藏茴香 莳萝	胡薄荷

名称	反式薄荷酮	顺式异薄荷酮	胡椒酮
化学结构	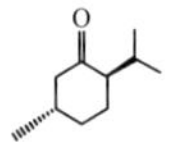	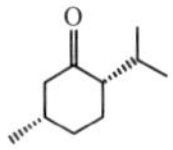	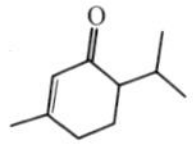
气味	略有清甜	苦味	
药理特性	1. 提神醒脑，短期提振情绪； 2. 辅助镇痛； 3. 抗凝血、改善充血； 4. 激励消化腺分泌		1. 抗菌，特别是生殖泌尿系统（对肾脏细胞有修复作用）； 2. 镇定肠道平滑肌
代表精油	绿薄荷 椒样薄荷		多苞叶尤加利 黑胡椒

倍半萜酮类精油特性表 表 2-9

名称	α- 大马士革酮	β- 大马士革酮	素馨酮	α- 紫罗兰酮	β- 紫罗兰酮
化学结构	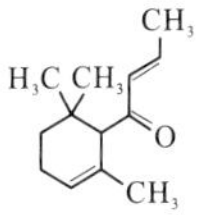	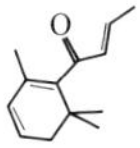	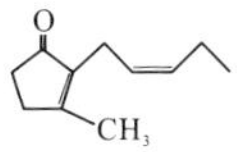	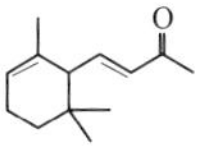	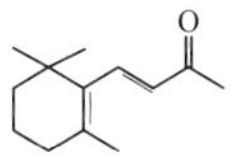
气味	梅子	蜜香	清淡、花香	花香、果香、木香	
药理特性	1. 镇静、放松情绪； 2. 促进细胞再生和循环，改善皮肤的暗沉状态； 3. 强化血管壁与循环； 4. 调节荷尔蒙，强化生殖系统		稳定情绪，改善抑郁	1. 作用于呼吸系统，温和化痰、化解黏液，缓解呼吸问题； 2. 辅助抑制癌细胞扩散； 3. 促进肌肤细胞再生，对细胞色素 P450 产生作用； 4. 舒缓情绪，心旷神怡	
代表精油	大马士革玫瑰		大花茉莉 小花茉莉	紫罗兰叶 桂花 红花缅栀	

名称	印蒿酮	大西洋酮	意大利酮（双酮）	缬草酮	三酮
化学结构	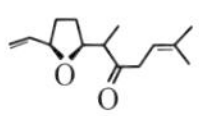	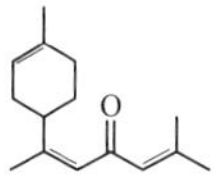	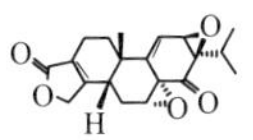	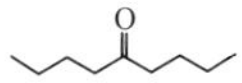	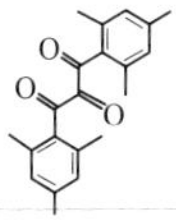
气味	浓郁、甜	开阔	蜜香、果香	深沉、潮湿、腐烂	梅子、涩
药理特性	1. 化解黏液； 2. 促进肌肤细胞再生	1. 抗真菌抗感染； 2. 预防癌症，诱发 HL-60 细胞快速凋亡； 3. 消解脂肪； 4. 化解黏液，激励淋巴循环	1. 去瘀、化解气滞、修复血管、消肿； 2. 非单纯抗凝血；清血（血栓、胆固醇）； 3. 细胞再生组织修护	1. 抗痉挛 – 阻断钠离子通道； 2. 作用于神经系统失衡症（抑郁症药物）； 3. 改善心律不齐和心慌	1. 化瘀消除血肿； 2. 抗炎抑制病毒； 3. 辅助黏膜细胞的再生与修复
代表精油	印蒿 马樱丹	大西洋雪松 姜黄	意大利永久花	缬草 穗甘松	松红梅

醛类精油特性表　表 2-10

名称	顺式柠檬醛（橙花醛）	反式柠檬醛（香叶醛）	香茅醛
化学结构	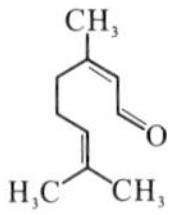 CH_3 O H_3C CH_3	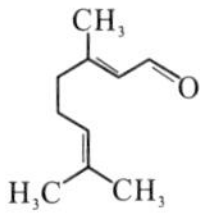 CH_3 O H_3C CH_3	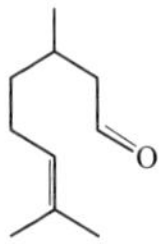 O
气味	清淡、柠檬	浓郁、柠檬	茅草、激励
药理特性	1. 作用于自律神经，镇静作用强，适合交感神经发达，怕吵、易惊醒的人，抗沮丧、焦虑； 2. 抗感染（包括真菌、病毒、细菌）； 3. 抗氧化，抗癌潜力； 4. 抑制血小板聚集，扩张血管，容易血液结块的人适用； 5. 辅助退烧和消炎，适合夏天易燥热的体质； 6. 驱蚊虫		1. 消炎消肿，改善筋骨肌肉痛； 2. 抗真菌感染； 3. 驱蚊虫； 4. 扩张毛细血管，增加血流量
代表精油	柠檬尤加利 香蜂草 山鸡椒		香茅 柠檬细籽

名称	缬草醛	缬草烯醛	金合欢醛	红橘醛
化学结构	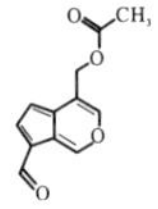 O CH_3 O O O	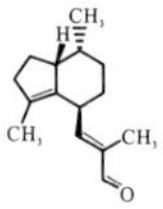 CH_3 H CH_3 CH_3 O	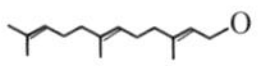 O	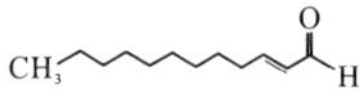 O CH_3 H
气味				橘的代表香型
药理特性	1. 低剂量帮助抑制神经兴奋，安抚神经助眠； 2. 改善肠道激惹综合征		类似费洛蒙信息素，提升卵巢对雌激素应答机能	放松，产生愉悦感
代表精油	缬草 甘松		柠檬马鞭草	红橘 绿橘

萜烯醛极其微量溶解于水中，挥发性强，具有皮肤刺激性。药理特性：低剂量使用可以镇定情绪，高剂量使用激励神经；能辅助改善过敏性炎症和全身性慢性炎症（调节过度亢奋的免疫机制），帮助降低血压，有效对抗真菌感染。

续表

名称	大茴香醛	小茴香醛	苯甲醛	肉桂醛	香草醛
化学结构	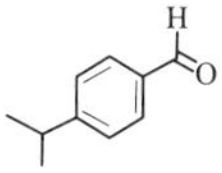	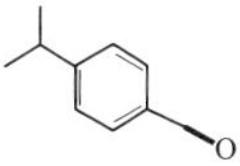	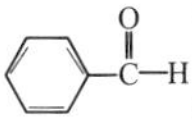	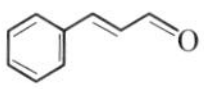	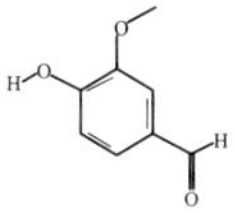
气味	酸甜	辛辣、强烈	杏仁	药香、豪迈	甜蜜、愉悦
药理特性	1. 放松身心，改善冷漠的感受； 2. 激励消化系统功能； 3. 提振免疫，抗菌、抗感染； 4. 促进血液循环	1. 抗感染； 2. 祛风利消化，激励消化腺功能，改善肠胃紊乱； 3. 清除细胞超氧阴离子； 4. 降低血糖	1. 抑制酪氨酸酶； 2. 催情； 3. 止痛、麻醉、抗痉挛； 4. 抗溃疡； 5. 抗癌潜力	1. 强效抗感染； 2. 抑制前列腺素PGE2，降低发炎反应； 3. 增加白细胞与免疫球蛋白，提升免疫力； 4. 激励体液循环； 5. 驱寒、祛胀气、利消化； 6. 提升胰岛素受体免疫应答	1. 费洛蒙信息素的类似功效，镇静、安抚中枢神经； 2. 抑制脑部不正常放电（抗癫痫）； 3. 抗癌（抗诱变剂）； 4. 抗氧化（清除自由基）
代表精油	洋茴香 莳萝植株	小茴香 丁香	水仙 安息香	中国肉桂 锡兰肉桂	香荚兰 安息香

芳香醛则显示出相反的功效，对皮肤刺激性大，激励体液循环、温暖身心的同时还有提升血压的可能性。当然它也具有优越的抗真菌、抗感染作用，有研究表明，肉桂醛具有提升胰岛素受体免疫应答的实验表现。

（10）酯类

精油中的酯类存在非常广泛，它是由醇及有机酸相互作用形成的。酯类分为萜烯酯和苯基酯。酯的水溶性低、无毒性、刺激性低，长期大量使用可引起表皮干燥（表 2-11）。

酯类精油特性表　表 2-11

名称	乙酸沉香酯	乙酸龙脑酯	乙酸萜品酯
化学结构	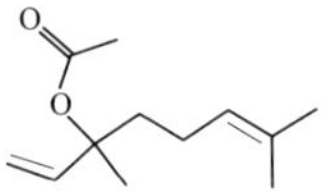	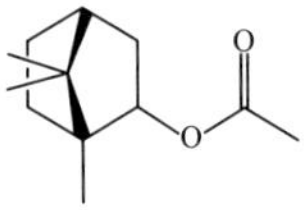	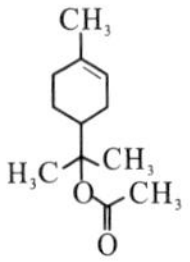
气味	花香、清新	森林、湿润	略带臭味
药理特性	1. 助眠、安抚稳定情绪、放松神经； 2. 抗痉挛，减缓疼痛； 3. 在身心灵层面可以帮助放慢脚步和节奏，找到自己的计划	1. 心肺区抗心律不齐，应对心绞痛、胸闷； 2. 作用于呼吸系统，祛痰能力很强、能化解黏液	1. 抗菌消炎，主要作用于消化系统和呼吸系统； 2. 抗痉挛，特别是肠道痉挛
代表精油	真正薰衣草 快乐鼠尾草 佛手柑	雪松 丝柏 冷杉	豆蔻 月桂

名称	乙酸香叶酯	乙酸橙花酯	乙酸薰衣草酯
化学结构	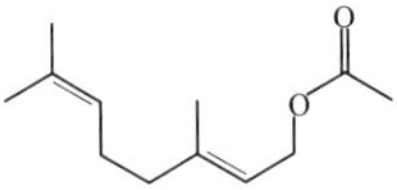	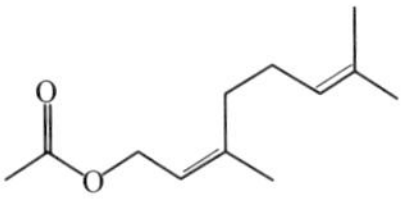	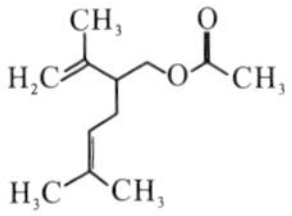
气味	花果香	细致、优雅、冷清感	薰衣草、花香
药理特性	1. 抗平滑肌痉挛，特别针对气管、肠胃和呼吸道； 2. 辅助处理心因性情绪失衡； 3. 预防癌症和肿瘤	1. 抗痉挛，作用于心血管系统的不适，改善心悸心慌； 2. 改善心因性血压升高； 3. 抗自由基； 4. 改善心因性肠道激惹综合	1. 抗痉挛，作用于呼吸系统和中枢神经； 2. 改善心因性血压升高； 3. 安抚镇定，帮助提升睡眠质量
代表精油	玫瑰草 依兰 橙花	苦橙花 意大利永久花	真正薰衣草 醒目薰衣草

名称	乙酸苄酯	肉桂酸甲酯	苯甲酸苄酯	水杨酸甲酯	邻氨基苯甲酸甲酯
化学结构	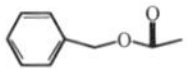	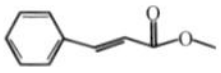	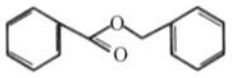	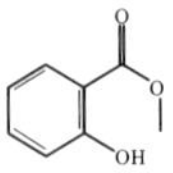	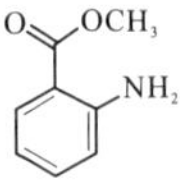
气味	茉莉、清新、花香	清新、甜美	杏仁	清凉、穿透	葡萄、果味

名称	乙酸苄酯	肉桂酸甲酯	苯甲酸苄酯	水杨酸甲酯	邻氨基苯甲酸甲酯
药理特性	1. 调节生理荷尔蒙； 2. 麻醉神经，处理心理痛及排卵痛	1. 抗菌、抗感染； 2. 激励心血管系统	1. 抗痉挛止痛，缓解咳嗽； 2. 抗菌抗感染； 3. 驱虫	1. 类似阿司匹林的功效，辅助退烧； 2. 帮助关节骨骼的强效止痛、抗血肿、消炎； 3. 抑制前列腺素合成，消炎	1. 神经系统的强烈镇定和安抚； 2. 强力抗痉挛，立即止痛舒缓； 3. 消炎
代表精油	大花茉莉 小花茉莉	肉桂 甜罗勒 苏刚达	茉莉 依兰 零陵香豆	冬青 黄桦	橘叶 苦橙叶

名称	茉莉内酯	土木香内酯	堆心菊素	蓍草素
化学结构	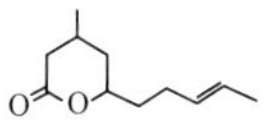	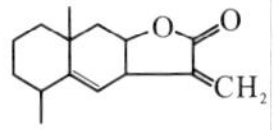	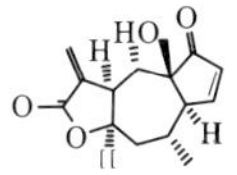	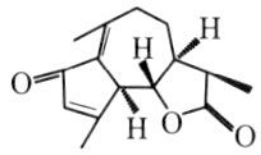
气味	奶油、牛奶、水果	发苦、药香		
药理特性	1. 辅助镇定神经； 2. 抗肿瘤潜力； 3. 化解黏膜黏液（如呼吸系统）	1. 强力消解黏液，去痰； 2. 扩张血管和支气管，帮助平缓情绪	1. 抗炎和免疫调节； 2. 抗肿瘤潜力 （严禁口服，刺激肠胃出血）	改善发炎症状
代表精油	大花茉莉 小花茉莉	土木香 欧白芷根	山金车浸泡油 山金车油	西洋蓍草

名称	香豆素内酯	伞形花内酯	柠檬内酯	七叶树内酯
化学结构	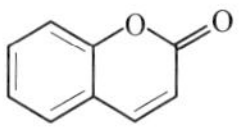	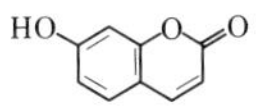	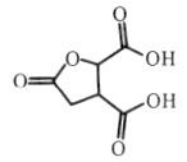	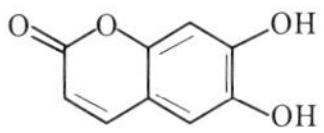
气味	杏仁、香草、饼干	强烈		
药理特性	1. 放松神经帮助睡眠； 2. 促进淋巴液流动； 3. 抗炎、抗痉挛、缓解疼痛	1. 降血压； 2. 抗肿瘤潜力； 3. 抗辐射（对紫外光有一定吸收作用）	1. 抗组织胺，改善过敏症状； 2. 辅助降血压	1. 镇静、抗惊及镇痛； 2. 抗痫疾； 3. 辅助改善牛皮癣； 4. 促进尿酸排泄（抑制肾小管对尿酸重复吸收）
代表精油	零陵香豆	阿魏 胡萝卜籽 芫荽	莱姆 白芷	罗甘 龙艾 洋茴香

续表

名称	荆芥内酯	瑟丹内酯	藁本内酯	佛手柑内酯
化学结构				
气味				果香
药理特性	1. 低剂量缓和情绪，放松镇定，帮助睡眠； 2. 高剂量对猫有催吐功效，对人体是否如此尚不确定	1. 养肝利胆； 2. 抗肿瘤潜力，抗诱变剂	1. 辅助退烧和消炎； 2. 扩张血管，抗脑缺血； 3. 改善平滑肌痉挛	1. 可辅助抗肿瘤（抗微生物增生、抗毒性）； 2. 抗抑郁，尤其是冬季抑郁症（增强人体对阳光的反应）
代表精油	猫薄荷	芹菜	当归 藏茴香	佛手柑

萜烯酯的药理特性：改善平滑肌痉挛，调节过度亢奋的免疫系统，帮助消炎和改善过敏，能镇定神经系统、放松情绪，有助于调节情绪。

苯基酯香气浓郁，具有良好的情绪改善功能，并且经常作为调香中花香类成分的代表。而内酯是一种特殊的酯类，通常有独特或明显的气味（如草莓的香气、椰香），经皮吸收可能引起丘疹性皮肤炎，但是其在安抚镇定神经、改善不良情绪方面的功效不容忽视。

2.2.2 精油化学模型

为了更好地理解精油化学，芳疗研究者们构建了各种精油化学模型，目前，常用的有茹丝的蛋图、四象限图和三角形图。

（1）茹丝的蛋图

茹丝的蛋图是德国生物化学家茹丝·冯·布伦瑞克（Ruth Von Braunschweig）提出的精油化学模型（图 2-16），它为封闭式的椭圆形。她把精油主要化学成分的生理属性归纳为理性面的感受和情绪面的感受，以元素分布形式表达出来，便于使用者了解不同精油在不同使用方向的能力，为精油的选择使用提供参考。

整个蛋图分为四个模块：右侧是阴性成分，主要和放松镇定有关；左侧是阳性成分，主要

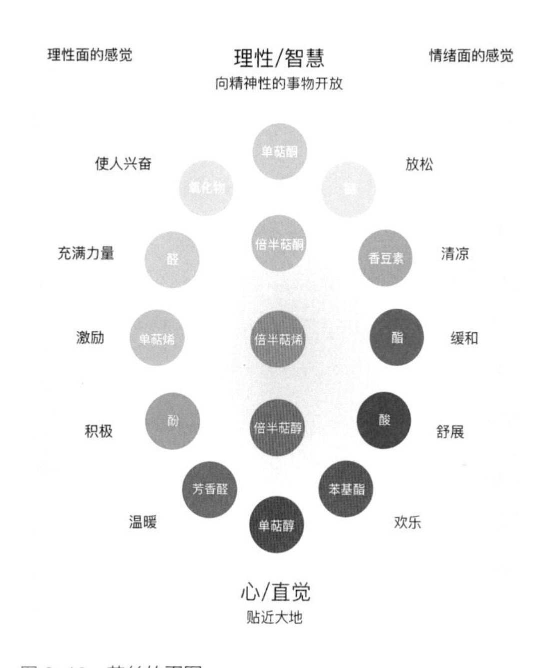

图 2-16　茹丝的蛋图

和激励振奋有关；上半部分成分主要偏向于大脑的思考激活；下半部分成分偏向于对生理免疫系统的影响。

蛋图的右侧，包括了酯类、香豆素类等成分，为较阴性的芳香分子，多半具有消除炎症、抗平滑肌痉挛等效果，在情绪上有改善焦虑狂躁的症状，提升副交感神经的作用，让人放松下来。然而，这里需要指出的是，位于右侧的醚类成分其实呈现阳性，实际使用中，偏高剂量醚类成分为主的精油会给人温暖的感受，也会使皮肤轻微发红，在低剂量使用时才会有安抚、镇定的效果。

蛋图的左侧，包括了单萜烯类、芳香醛类等成分，属较阳性的芳香分子，多半具有抗菌抗感染力，能提升神经传导、实现提振等效果，特别适合情绪内向、性格压抑的人使用。同样的，萜烯醛是带有阴离子的化学成分，实际使用观察中，在高剂量使用时会给人提振激扬的感受，而低剂量使用时还是以放松、舒缓的功效为主。

蛋图的上方，比如单萜酮类，会穿透血脑屏障，强化大脑活动力或使思虑清晰。茹丝老师认为单萜酮类有助我们与宇宙性的智慧相结合，体察万物背后的精神力量，这是一种带有形而上的哲学思考。

蛋图的下方，比如单萜醇类，可以温和提振我们的免疫力，有利于生殖系统的保养；就情绪、心理层面而言，可以激发人的本能和直觉力。

蛋图的中间有 3 个倍半萜结构的分子，分别为倍半萜醇、倍半萜烯和倍半萜酮。它们分子较大，在生理属性上有助于平衡，比如，平衡交感神经和副交感神经。

（2）四象限图

如果说茹丝的蛋图是从相对感性和整体性角度来进行精油化学成分的解读，那么四象限图则是从相对理性和化学成分角度给

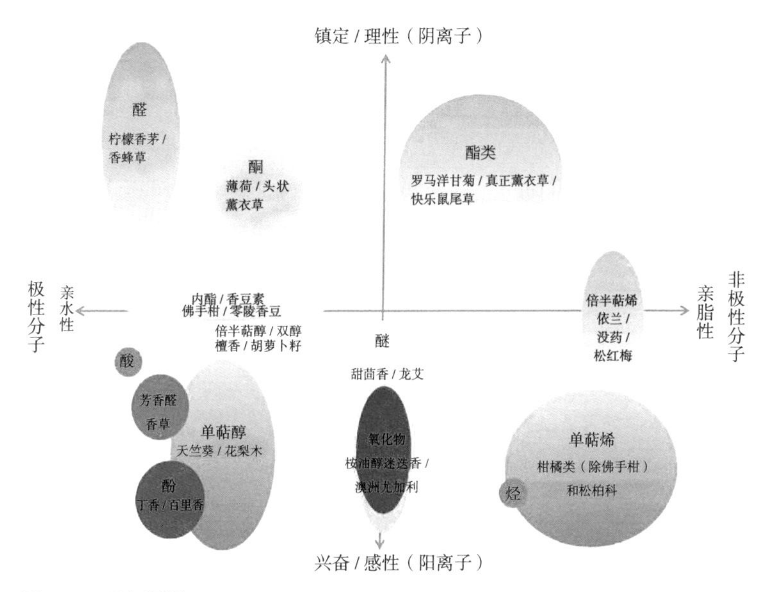

图 2–17 四象限图

我们另一个维度的精油化学模型（图 2–17）。法国化学家 Pierre Franchomme 与医师 Daniel Penoel 共同发表了四象限坐标模型，并于 1990 年合著了《精确的芳香疗法》一书。四象限图以天然精油化学成分分子的极性（也就是亲水性或疏水性）和带电程度（正电或负电），来决定各种化学成分的位置。

位于四象限图横坐标左侧的精油化学成分，是极性分子。根据相似相溶原则，水为极性分子，因此越向左亲水性越好，具有轻微溶解的特性。我们在纯露中可以检测到这类成分的微量存在。位于横坐标右侧的精油化学成分，是非极性分子，越向右疏水性越好，具有收敛排湿的特性，这就是为什么我们几乎在常温常压的水或者纯露中看不到这些成分的原因。位于纵坐标上方的精油化学成分，带有负电，表现出来的生理属性偏向于消炎，情绪功效偏向于安抚和镇定。越远离坐标轴的成分，这样的生理功效和情绪功效表现得越明显。位于纵坐标下方的精油化学成分，带有正电，生理属性上偏向于抗感染和激励循环，情绪功效上偏向于提振亢奋，同样越远离坐标轴的成分，抗感染的生理功效和提振情绪功效就越明显。比如，我们看到蓝色的大圈（酯类），位于第一象限，它明确显示了酯类的物理化学属性：具有消炎功效，用在皮肤上具有收敛皮脂和水分的作用；在情绪调理上具有安抚镇定神经的效果，这就充分地展示了它带有负电的阴性特质和疏水性。同理，我们也可以用类似的方法来了解其他象限的精油化学特质。

（3）三角形图

三角形图能够结构性理解精油的天然化学成分，它是个等边三角形，根据天然化学成分的不同生理属性和心理疗愈功能分布于模型的不同位置（图 2-18）。它由法系芳疗大师 philippe Mailhebiau 先生提出，从医学角度帮助人们更为精准地选择精油。他的经典著作《新芳疗学》（*Nouvelle Aromatherapie*）在 1988 年一经问世便受到一致好评。

三角形的每条边对应的是身心症状。底边对应的症状是感染，这里以受到外界入侵感染为主，比如常见的真菌感染，更多对应的是免疫系统负责的内容；左边对应症状是炎症，这里包括了炎症反应的红痛热痒等，也包括无菌性感染引发的炎症，比如过敏也是一种炎症反应，同时也对应和内分泌系统失衡相关的问题；右边对应的症状是僵硬，这里需要更为细化地说明，僵硬的含义不仅仅是不能动弹，也包括角质层老化，各种身体不需要的多余物质组织，肩颈疼痛感受到的那种酸胀麻痹的僵硬感等。当然，情绪层面的问题

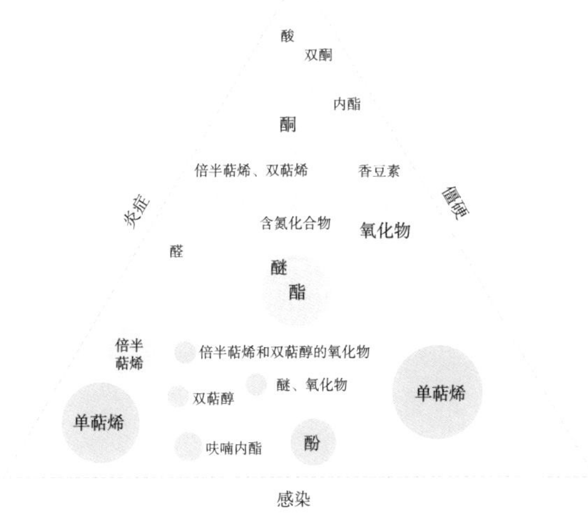

图 2-18　三角形图

也可以在这条边上寻找。位于三角形一条边上的天然成分对于该症状起主要功效，也就是说作用力最强；而该边两端的天然化学成分起辅助治疗作用，作用力次之；位于三角图中央的酯类成分，可以非常不错地处理内在的冲突矛盾，改善平滑肌痉挛等症状，同时在发炎、感染、僵硬三种情况中都可以起作用，但是其作用力是最弱的，擅长协调，而非主攻。其他各个成分依据其不同位置，可以直观地理解其对应功效的作用强弱。

这个模型的迷人之处在于，它兼顾了人们的身心状态，对于新手入门是非常直观的，让我们在选择用油的时候思路更为立体、清晰。

不难发现,在茹丝的蛋图中倍半萜醇是处理身心平衡的天然成分,而在三角图中则是以酯类来实现身心平衡；再比如在蛋图和四象限图中都有芳香醛的存在，而在三角图中则找不到。各位大师的研究方向不同，研究成果代表了他们各自的观点，模型本身也是在不断调整和完善中，但各个模型依然为我们选择、运用精油提供了方向。

随着芳香疗法被市场接纳和越来越广泛的运用，包括中药芳香植物的加入和挥发性物质成分研究的深入，相信在结构性解读精油的领域也会出现更多的运用或理解模型。

2.3 精油的萃取技术

近年来，随着人们对植物精油应用研究的深入，精油的萃取技术已经成为研究热点之一。使用不同的方式萃取,精油的香气、价格、主要成分也会有较大的差异。

2.3.1 精油在植物中的存储部位

精油大多存在于植物的油囊或者油管中，根据植物的不同，精油存储的部位有以下几种（图 2-19）:

（1）表皮腺毛油囊

这类植物的花或者叶的表面有无数细小的腺毛，腺毛从表皮细胞发育而来，是植物的分泌组织，专门分泌和存储芳香物质，我们称之为表皮腺毛油囊。我们用手轻轻从这类植物叶片 / 花朵上扫过，油囊就会破裂，手上会沾染芳香分子。这类植物的精油含量都比较高，比如玫瑰天竺葵、薄荷、香蜂草等。

（2）离生腺油囊

这类植物油囊在叶片中，油囊和油囊之间是被组织分隔开的，因此称为“离生”。这类植物的叶片要撕开才能闻到精油的气味。桃金娘科的大多数植物都属于离生腺油囊。

（3）离破生腺油囊

离破生腺油囊常见于芸香科植物的果皮中，分泌细胞的油质分泌过多，就会导致邻近的细胞群形成一个小型的储存囊，这个现象叫作次生腔室形成。我们把这种油质腺囊称为离破生限囊。腺囊会越分泌越大，大到和隔壁的腺囊连成一片，稍微挤压就可以迸出精油，芸香科柑橘属的果皮均属于离破生腺油囊。

（4）离生腺道油囊

这类植物的精油是通过植物的油管来输送，一般来说萃取难度高，木质类精油多属于此类，比如松柏科的植物。

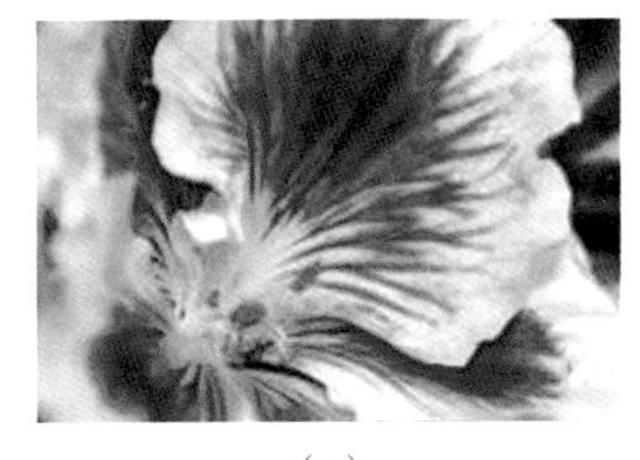

（a）

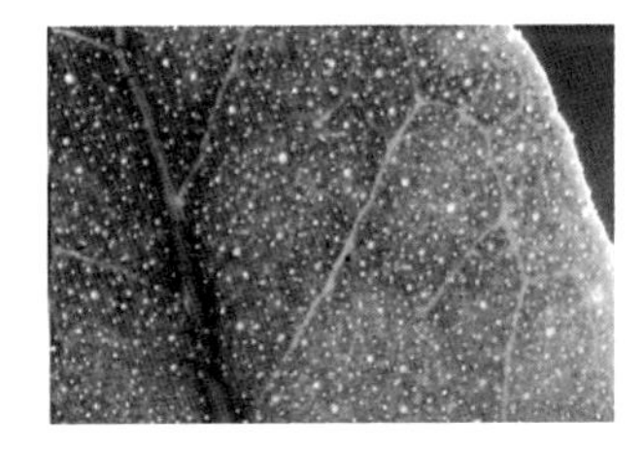

（b）

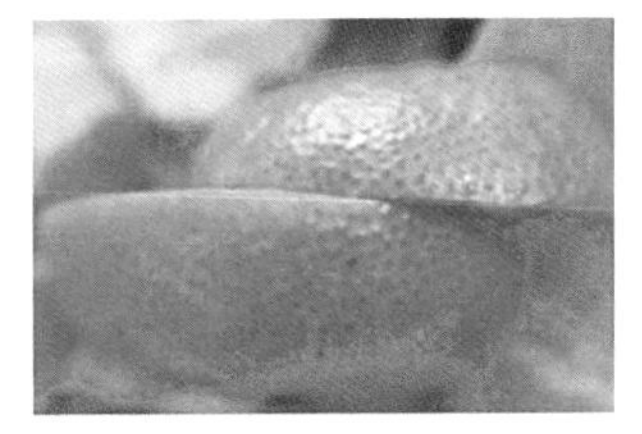

（c）

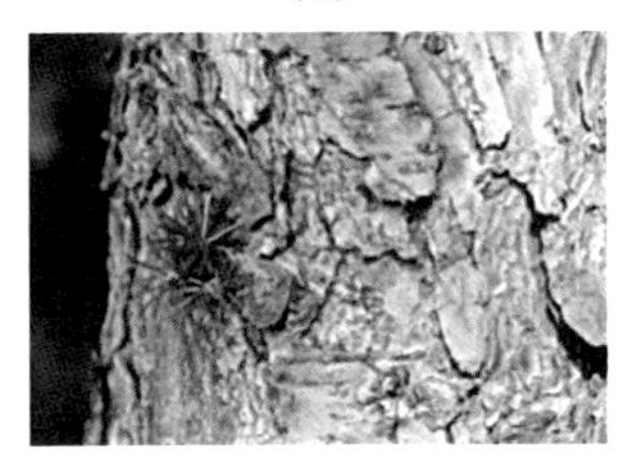

（d）

图 2–19　植物精油不同的存储部位
（a）表皮腺毛油囊；（b）离生腺油囊；（c）离破生腺油囊；（d）离生腺道油囊

2.3.2 精油的萃取技术

根据植物油囊的特点、精油的用途和成分的要求不同，对精油萃取技术的研究也越来越深入。传统的植物精油萃取技术主要有：水蒸气蒸馏法、溶剂萃取法、压榨法、吸附法（油脂分离法）。

（1）水蒸气蒸馏法（图 2-20）

水蒸气蒸馏法（Hydro Distillation，HD）是根据植物中的每种挥发性成分都有固定沸点且不同温度下具有相应蒸汽压的原理。HD 是萃取植物精油的一种传统方法，也是应用较多的方法之一。水蒸气蒸馏适合于水中溶解度不大的挥发性成分的萃取。水蒸气蒸馏提取的方式有：水中蒸馏、水上蒸馏、直接蒸汽蒸馏、水扩散蒸汽蒸馏等。其中，水扩散蒸气蒸馏是近年国外应用的一种新型的蒸馏技术：水蒸气由锅顶进入，自上而下逐渐向料层渗透，

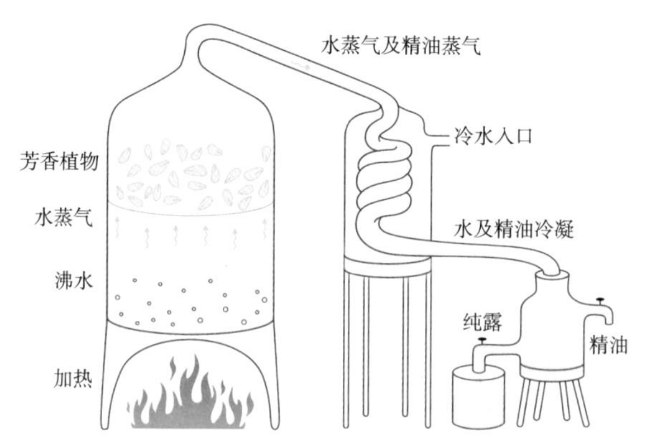

图 2-20　蒸馏过程示意图

同时将料层内的空气推出，其水散和传质出的精油无须全部气化即可进入锅底冷凝器。蒸气为渗滤型，蒸馏均匀、一致、完全，而且水油冷凝液较快进入冷凝器，所得精油质量较好、得油率较高、能耗较低、蒸馏时间短、设备简单。但若加热温度较高时，可能会使精油中热敏性成分发生热分解，易水解成分发生水解及原料焦化等。基于水蒸气蒸馏存在的问题，人们开始致力于改进蒸馏设备，从而出现了加压串蒸、连续蒸馏、带复馏柱蒸馏以及涡轮式快速水蒸气蒸馏等形式。

（2）溶剂萃取法

溶剂萃取法是根据物质中各种成分在溶剂中的溶解性质不同，将有效成分从体系内溶解出来的方法。利用低沸点的弱极性有机溶剂如石油醚、正己烷、乙酸乙酯、丙酮、乙醚等连续回流提取或冷浸、热浸提取，提取液经过蒸馏或减压蒸馏除去溶剂，即可得到粗制精油。此法得到的挥发油含有树脂、油脂、蜡、叶绿素等较多杂质，会掩盖主要致香成分，必须进一步精制提纯。

赵志峰等人采用乙醇、乙醚、丙酮和水提取花椒精油，精油在颜色、状态和气味上有一定的差别。用无水乙醚和丙酮作溶剂提取的精油感官上较为接近。溶剂萃取法所得的精油含有植物树脂和蜡等物质。侯旭杰等开发了一种溶剂提取联合水蒸气蒸馏的方法来提取孜然精油的技术，利用该联合技术所得孜然精油相比于单独溶剂提取和水蒸气蒸馏法，产率和质量均有所提高，产品具有良好的应用前景。此外，溶剂萃取法中有机溶剂的选择也非常重要，虽然溶剂提取法制备植物精油具有设备简单、廉价、产率高等特点，但制备过程中需要使用大量的有机溶剂，导致精油产品中的溶剂残留也很难去除，因此，该方法适用于精油粗制品的制备，高质量植物精油产品的获得需要进一步精制。同时溶剂提取法所选用的溶剂必须对有效组分有良好的选择性，使有效组分在溶剂中有相对大的溶解度，较低的黏度，较大的扩散系数，使得溶剂能够较快地循环流动以加快萃取速率。所选溶剂既要考虑价廉、低毒、易得，还必须容易回收。

（3）压榨法

压榨法又称冷压法，是最传统、最简单的提取方法。它是将含挥发油较丰富的原料（如鲜橘、柑、柠檬的果皮等）撕裂、粉碎、压榨，将挥发油从植物组织中挤压出来，后静置分层或用离心机分出油分，即得粗品。由于柑橘精油的主要成分醛类（柠檬醛、辛醛）受热容易氧化变质，所以适用于冷压法。冷压法操作简便，能有效地保留挥发性成分，能耗低、污染少，且所得挥发油可保持果实的新鲜香味，但此法所得挥发油多不纯，也不能全部将挥发油压榨出来。谢练武等对比了水蒸气蒸馏和压榨法生产柑橘油的效果，压榨法出油率略低，但香气更接近天然鲜橘果香，为淡黄色液体，压榨后的残渣仍可用水蒸气蒸馏法提取部分橘油。采取压榨法提取柑橘油有以下几个步骤：①整果和散皮的清洗、浸泡、过洗，做好原料准备；②压榨锉磨，根据方法不同，或者压榨，或者锉磨；③油水分离，利用高速离心机，分离经过沉淀、过滤的油水混合液，从而获得粗制柑橘精油；④精制，离心分离而得的粗制精油，经适当冷冻，再经离心分离、过滤、混合、调配、检验，符合一定标准后正式成为精制柑橘油产品。

影响冷榨冷磨提取油的几个因素：

位于橘皮中层的海绵体阻碍精油分离。在水果成熟过程中，中果皮组织内，纤维结构伸长分枝形成错综复杂、内有细胞间隙的网状结构，称为海绵体。通常这一海绵体层较厚，而每个橘果果皮中所含精油不多，如以柠檬为例，每只柠檬平均重量大约 100~120g，果皮重量约占一半，其中所含精油约 0.5~0.7g，这样数量较少的精油当油囊破裂时，无疑将被海绵体吸收。在压榨提油过程中，海绵体成为精油从果皮组织分离的障碍，这一现象无论整果还是散果皮提油都存在。为了避免这一现象的发生、减少它的阻碍，在手工海绵法提油时，将剥下来的新鲜半果果皮，浸泡在清水中，使海绵体部分吸收大量水分，水分饱和的海绵体吸附精油的能力大大降低，这对精油的分离极为有利，对散皮来说清水浸泡同样重要。

橘皮压榨前必须进行清水浸泡。当清水浸泡橘皮的外果皮层时，油囊周围细胞中的蛋白胶体物质和盐类构成高渗溶液，有吸水作用，大量水分渗透到油囊和油囊的周围，使油囊的内压增加，当油囊受压破裂时就会有利油液的射出，对出油有利。清水浸泡的另一个作用是，中果皮吸水较外果皮多，当压出精油时，吸水后的中果皮海绵体就不再吸收精油，使出油率增高。通常新鲜采集的柑橘或者不是很成熟的柑橘压榨时出油率高。采摘下来多时或者树上过熟的柑橘，其皮富有弹性，坚韧不易破伤，压榨或磨锉比较困难，这样的果皮如经适当的清水浸泡使之适度变软，则有利压榨和冷磨出油。

清水浸泡后，需用低浓度石灰水继续浸泡。不同种类的柑橘果果皮厚薄各异，油囊在外果皮中的分布有深有浅，油囊也有大有小。这就要求磨果机应设计有不同大小的尖刺，或具有不同的转速，或者在冷压时要求施以不同的压力。磨果与压榨时橘果受伤过多，或者因压力过大，或者清水浸泡橘皮过软，都会导致过多果胶和果皮碎屑成分溶解在油液中，使油水分离困难。散皮采取螺旋压榨提油时，在清水浸泡适度后，再用 2%~3% 浓度的石灰水浸泡，使果胶酸转化为果胶酸钙，这样使得中果皮层的海绵体凝缩变得软硬适度，便于分离。如果浸泡不透，果胶酸未能充分转化为果胶酸钙，则橘皮过软，压榨时不但要打滑，而且会产生糊状物的混合液，造成过滤和出油困难。但浸泡过度，橘皮变得过硬而脆，在压榨时出来的残渣变成粉状物，它将吸附一部分油分，不利出油。总之，无论磨果、压榨的手工式机械提油，想要减小过高的压力、减轻过多的磨伤以及防止果皮的过硬和过软，清水（石灰水）的浸泡均是重要一环，处理适当与否直接影响得油率。当然，浸泡液的浓度与时间的长短、气温高低、柑橘皮本身干湿度和柑橘品种，这些因素也会影响得油率。

（4）吸附法

吸附法是用油脂、活性炭或大孔吸附树脂等吸附性材料吸附植物的香气成分，再用低沸点有机溶剂将被吸收的成分提取出来的方法（图 2-21）。该法适用于热敏性的贵重挥发油，如玫瑰油和茉莉花油的提取。将鲜花花朵压入油脂层中，根据花的种类来决定放置的时间，例如茉莉花需放置 24h，晚香玉需放置 72h。经过适当时间，将花朵以手揉或敲击的方式分散，再铺上一层花瓣。如此工序需要重复 30 次。最后用酒精将精华油从油脂中提取出来，便可获得品质、价值皆高的精油。吸附法所用设备投资大，操作技术要求较高，提取时间较长。吸附法通常分为 3 种，即油脂冷吸法、油脂温浸法和吹气吸附法。常用吸附剂有油脂、活性炭和硅胶。

水蒸气蒸馏法和有机溶剂萃取法是目前应用最广泛的传统植物精油或有效成分的萃取方法，但操作时间长、能耗高、选择性差、有机溶剂易残留等缺陷使得这两种传统方法的工业化、规模化应用受到了很大限制。

近年来，随着技术的发展和人们对精油成分的完整性和纯度的

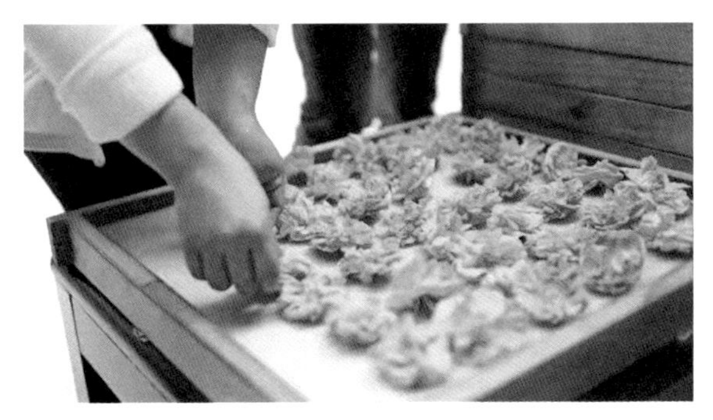

图 2-21　油脂冷吸法制作花膏

要求，各种新型的萃取技术也蓬勃发展起来，如同时蒸馏萃取法、超临界 CO_2 萃取法、亚临界水萃取法、分子蒸馏法等。

同时蒸馏萃取法。同时蒸馏萃取法是近年来发展起来的一种易挥发成分提取方法。该法是将水蒸气蒸馏法和溶剂萃取法结合起来，仅需要少量溶剂即可实现对精油的高效萃取，不但节约成本，而且缩短了除去溶剂所需的高温加热时间，实现了对精油中易挥发成分的较大程度的保留，是精油提取、成分分析较为理想的方法。其原理是利用样品蒸汽和萃取溶剂的蒸汽在密闭的装置中充分混合，各组分在低于各自沸点时能被蒸馏出来，蒸馏时混合物的沸点将保持不变，当其中某一组分被完全蒸出后，温度才上升到留在瓶中组分的沸点，植物的挥发性成分首先被蒸馏出来，然后和萃取剂在螺旋形冷凝管上完成萃取，根据萃取剂与水相对密度的差异将两者分开，最后回收萃取液。同时蒸馏萃取法的缺点是操作温度高，所得精油香气有失真现象。目前，同时蒸馏萃取法应用于萃取牛至、紫苏、薄荷、岩玫瑰等精油的效果理想。

超临界 CO_2 萃取法。超临界流体是指温度和压力均高于临界点的流体，高于临界温度和临界压力而接近临界点的状态称为超临界状态。此时，气液两相性质非常接近，以致无法分别，故称为超临界流体。处于超临界状态的物质，密度接近于液体，有良好的溶剂性能，其扩散系数接近于气体，黏度也接近于气体，表面张力接近于零，因而具有良好的穿透性，易进入固体的孔隙。超临界流体能快速萃取固体样品中的有机物，表现出卓越的萃取性能。目前在超临界流体萃取技术中使用最普遍的溶剂是 CO_2。CO_2 价格便宜、纯度高、容易获得，而且对环境无污染，临界条件容易达到。在超临界状态下，CO_2 流体兼有气液两相的双重特点，既具有与气体相当的高渗透能力和低黏度性质，又具有与液体相近的密度和良好的溶解能力，且随着环境温度和压力的改变对溶质的溶解能力可在相当宽的范围内变化，因此，可通过控制温度和压力改变物质的溶解度。在超临界状态下，超临界流体与待分离的物质接触，根据物质的极性、沸点和分子量的不同，使其有选择性地将所需成分萃取出来。

超临界萃取装置一般包括源、储罐、制冷系统、高压泵、换热器、萃取器、分离器、精馏柱以及连接这些设备的管道、管件和阀门，如图 2-22 所示。其中最核心的设备是萃取器、分离器、精馏柱。萃取器一般分为间歇式萃取器和连续式萃取器。由于连续式萃取器进料设备的高压密封等诸多难题，因而现阶段绝大多数的萃取装置均采用间歇式萃取器。一般来说，实验室小型或中型萃取装置只有一个萃取器，每次实验均为间歇式操作；工业化生产虽然也使用间歇

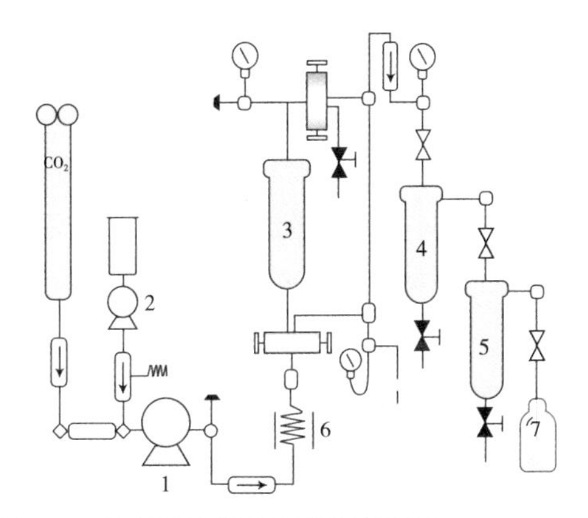

图 2-22　超临界流体萃取系统基本流程图

1—CO_2 高压泵；2—夹带剂高压泵；3—萃取器；4—分离器 1；5—分离器 2；6—换热器；7—精馏柱

式萃取器，但采用 2 个或 3 个萃取器并联的结构，装料、萃取、卸料同时进行，整个萃取过程得以连续进行。

常用的超临界流体萃取过程（间歇过程）：首先将原料加入萃取塔中，在萃取塔的两个末端装配有温度控制器和压力调节阀，以调节工艺参数来获得需要的萃取条件。通过启用泵使萃取塔压力升高，并且使超临界流体在体系中循环。超临界流体和被溶解在其中的组分从萃取塔传送至分离器，在分离器中通过升高温度或降低压力，使超临界流体的溶解度下降，通过分离器较低部位的阀收集萃取物。

超临界 CO_2 萃取法，具有防止精油氧化、热解及提高其品质的优点，如用水蒸气蒸馏法从紫苏中提取精油，会使其特有香味成分紫苏醛受热分解，香味大减，而用超临界萃取法所得的芳香精油气味和原料相同，明显优于其他方法。同时，超临界 CO_2 萃取法可以有效保护精油中热敏性、易氧化分解成分不被破坏，保持精油原有成分和品质，故可用于萃取小分子、低极性、亲脂性活性物质。多数鲜花中的芳香成分含有不稳定物质，容易在加工过程中受热或氧化变质，由于超临界 CO_2 萃取可在室温下进行，因而对鲜花香料的提取具有广阔的应用前景。超临界 CO_2 萃取法比水蒸气蒸馏法提取的挥发油更真实、全面地反映原料挥发油的化学成分。超临界 CO_2 萃取法工艺简单，提取速度快，萃取温度低，安全可靠、分离简单，无毒、无残留，生产成本低，提取的精油香气纯正，但是工艺技术要求高，设备费用投资大。目前国内外广泛用此方法从植物原料中萃取精油，已成功应用于提取缬草根精油、巴豆精油、薄荷精油、黑胡椒精油、香根草精油、唇形科植物精油、胡萝卜果精油、意大利香菜籽精油、洋甘菊精油、橘皮精油、西洋蓍草精油、西班牙鼠尾草精油、黑色小茴香籽和枸杞籽精油、肉豆蔻精油、香菇精油等。

亚临界水萃取法。亚临界水是指在一定压力下，将水加热到 100℃以上、临界温度 374℃以下的高温，水体仍然保持在液体状态或指压力和温度在其临界值之下的附近区域的液态水。常温常压状态下，水的介电系数为 78.85，为中等极性溶液。在亚临界状态下，随着温度的上升，水分子间的氢键作用力减弱，水的极性由强极性逐步变为非极性，从而促进溶质分子的溶解。在亚临界状态下，不仅可以降低固液相界面的液膜强度，还能改善动力学特征，降低表面张力及黏度，增加有机活性物质在水中的溶解度，从而提高萃取率。1998 年 Basile 等首次采用亚临界水提取迷迭香挥发油，并与水蒸气蒸馏法进行了比较。结果表明：亚临界水萃取法提取时间短，所提取精油含氧化合物产量高，挥发油质量好，而且亚临界水不需要蒸发汽化，大部分热量又可循环利用，与水蒸气蒸馏法相比能耗低，证实了亚临界水萃取技术是提取挥发油的切实可行方法。应丽亚等在研究亚临界水萃取技术在植物精油提取中的应用潜力时，通过列举、对比该技术在迷迭香、丁香、牛至叶、茴香、月桂、薄荷、石菖蒲、砂仁、干花椒、洋葱等植物提取精油的研究，结果表明，亚临界水萃取的精油硫化物含量较高，而且省时、省能、高效、高质。高荫榆等通过对近几年亚临界水萃取技术应用于重要挥发油提取的研究，得出与其他传统的挥发油提取方法相比较，亚临界水萃取技术萃取快速、挥发油回收率高、油质干净纯正、便于成分分离，是一种对中药生产现代化具有重要意义的新型技术。Gmiz-Gracia 等通过对比亚临界水提取、水蒸气蒸馏和二氯甲烷溶剂提取茴香油，指出亚临界水提取更为迅速、清洁，氧化萜烯的浓度和得率更高。诸多研究充分显示了亚临界水萃取技术在萃取挥发油方面的优势，如时间短、提取效率高、能耗低、所得挥发油质量好。目前，亚临界水萃取技术的相关研究基本上都是实验室规模的应用研究，萃取罐的容积一般都在 10mL 左右，每次可处理的物料仅有几克，没有达到工业化应用的水平，因此很有必要加强工业化应用的相关研究。

分子蒸馏法又称短程蒸馏法。它是在高真空度下，根据分子运动平均自由程的不同，实现混合组分分离的一项高新技术。分子蒸馏法可用于分离和提纯天然产物中其他常规分离手段难以得到的成分，特别适用于高附加值成分的分离。作为特殊的新型分离技术，它具有浓缩效率高、质量稳定可靠、操作易规范化等优点，特别适合于高沸点、高黏度、热敏性的物质。分子蒸馏操作温度远低于物质常压下的沸点温度，同时物料被加热的时间非常短，不会对物质本身造成破坏，因此分子蒸馏作为植物精油的一种纯化、除蜡手段，值得深入研究、应用及推广。目前，分子蒸馏技术作为精制手段在植物精油提取领域应用较多，其原理如图 2-23 所示。

同时，在精油的萃取中，为了提高萃取效率、得油率，保持天然产物的活性成分，节约能源，还有多种新型的辅助萃取技术，如酶解辅助萃取法、微波辅助萃取法、超声波辅助萃取法等，本书不再累述。

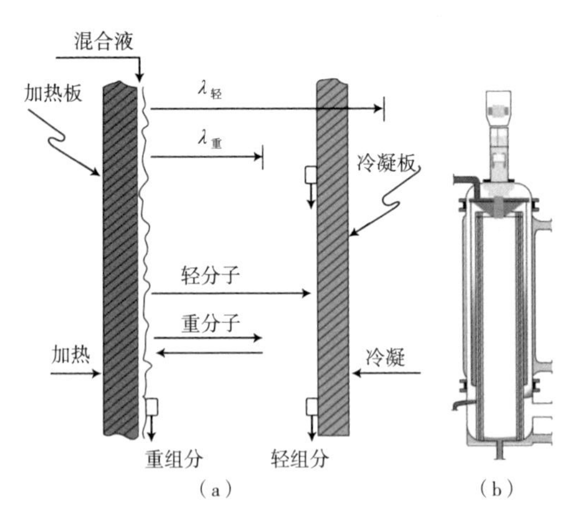

图 2-23　分子蒸馏法

(a) 原理图；(b) 分子蒸馏器示意图

2.4 精油居家健康护理

前面章节介绍了植物科属、植物化学、精油的萃取技术等内容，本节将介绍一些简单易行的精油居家健康护理方法，让使用者在日常生活中也可以轻松自在地享受精油芳香疗法。目前精油的健康护理方法是中医西医的辅助支持，不能替代医院的正规治疗。

2.4.1 呼吸系统 - 感冒

秋冬交替，温度忽高忽低，是普通感冒的多发季节。普通感冒通常一年可能患数次，人们在着凉、过度疲劳后、免疫力下降时都容易发生。普通感冒症状不是十分突出，打喷嚏、咳嗽、鼻塞等是常见的主要症状，如果病情加重还会出现头疼、发烧等，通常低烧较多，少见高烧。普通感冒多由鼻病毒、冠状病毒、流感病毒、副流感病毒、腺病毒所致，有时也由肠道病毒引起，症状一般比较轻，不会危及生命。西医认为感冒是一种常见的急性上呼吸道感染性疾病，多呈自限性，也就是说普通的感冒并不具备传染性，一周左右人体可以自行恢复。这里要特别指出，普通感冒不等同于流感。流感是由甲、乙、丙三种流感病毒感染呼吸道引发的，常伴有全身症状表现。除了有高烧不退或反复、浑身乏力酸痛、胸闷、怕寒、咳嗽、头痛、呕吐、没有食欲等症状外，还会发生各种并发症，像肺炎和中耳炎等，甚至会危及生命。流感病毒的传染力强，传染途径广，有 1~7 天潜伏期。

精油芳香疗法的感冒护理主要针对的是普通感冒的护理。可能有人会问，既然是大多数人一周就能自行恢复健康，为何还要精油护理呢？因为精油护理不但可以减轻感冒的症状，而且还可以预防进一步感染的发生，这是由于精油具有良好的杀菌功效，对于入侵呼吸道黏膜的病菌，能有效地直接抑制，而且能够刺激人体自身的免疫系统，协助对抗病菌的入侵。精油的气味也能经由嗅觉刺激脑部的中枢神经，达到安抚情绪、提高活力的效果。如果已经发现有感冒初期的症状，及时地用芳香精油来对病症做一些处理，就能有效抑制感冒症状的暴发，缩短感冒时间，促进身体自愈。

基于本章介绍的天然精油化学成分的功效，建议选择以下精油用于感冒护理：

1. 黑云杉精油

拉丁学名：Picea mariana

主要化学成分：a- 松油萜、樟烯、乙酸龙脑酯

黑云杉精油由云杉树的针叶和树枝蒸馏而来，其香气清新宜人，可以通过嗅吸来保持呼吸道舒畅、呼吸轻盈。结合其主要成分单萜烯的生理功效，我们可以看出黑云杉精油能改善血液循环和风湿病，还可以改善气喘、支气管炎和咳嗽病人的呼吸功能。

2. 蓝胶尤加利精油

拉丁学名：Eucalyptus globulus

主要化学成分：1.8- 桉油醇

蓝胶尤加利（图 2-24）精油被称为呼吸系统的清道夫，它 80% 的成分是桉油醇这种具有非常强大的杀菌功能的化学物质，故具有非常好的抑菌、抗菌作用。通过三角图分析，我们看到这个成分位于三角图的最右边，有着强大的促进排出僵化物质和多余物质的能力，有效化解黏液，帮助感冒咳嗽时排出浓痰等。它还可以激

励提振情绪，如温柔的巨人，在人们遭受感冒发烧侵袭时，提振自身免疫力，安心守护。

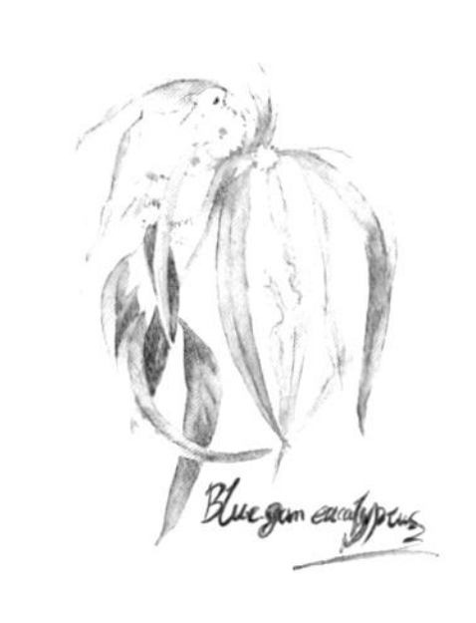

图 2–24　蓝胶尤加利

3. 真正薰衣草精油

拉丁学名：Lavandula angustifolia.

主要化学成分：乙酸沉香酯、芳樟醇

真正薰衣草（图 2–25）精油使用范围非常广泛，完备的化学成分使它具有非常强大的平衡作用。它能安抚压力过大的人，使其放松，而极度疲惫的人则可用它来恢复精神。台湾省一般翻译为维拉薰衣草、安古薰衣草、狭叶薰衣草等，都是芳疗中用到的真正薰衣草。它生长在海拔 400~800m 的高地，气味干净且带有凛冽的感觉。真正薰衣草精油主要功效包括抗菌、抑菌和缓解头痛、风湿病、肌肉疼痛及僵硬，能改善咳嗽、感冒、鼻窦炎、鼻喉黏膜炎与流行感冒等症状，使呼吸顺畅。如果身上有新生疤痕和伤口，真正薰衣草精油还可以促进伤口结疤愈合。

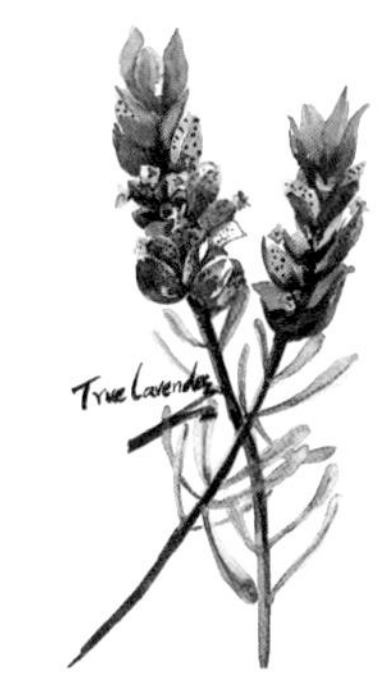

图 2–25　真正薰衣草

当我们觉得自己患上感冒或即将感冒时，可以参考以下配方使用：

黑云杉精油 5 滴 + 真正薰衣草精油 3 滴 + 蓝胶尤加利精油 3 滴 + 甜杏仁油 20mL，涂抹在前胸和后背，每日 3~4 次，并多喝温热水。

2.4.2 消化系统 - 小儿积食

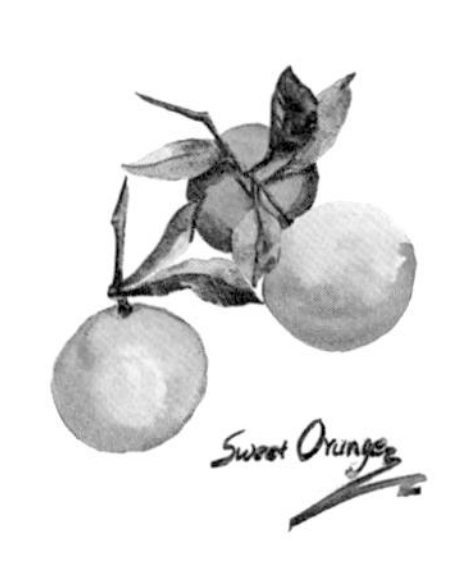

图 2-26 甜橙

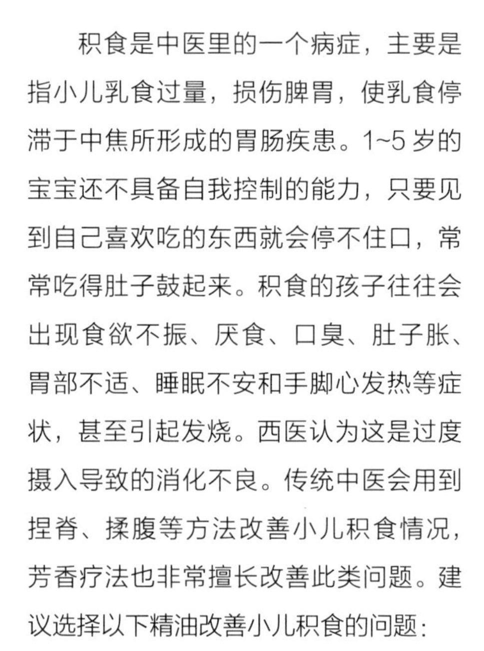

积食是中医里的一个病症，主要是指小儿乳食过量，损伤脾胃，使乳食停滞于中焦所形成的胃肠疾患。1~5 岁的宝宝还不具备自我控制的能力，只要见到自己喜欢吃的东西就会停不住口，常常吃得肚子鼓起来。积食的孩子往往会出现食欲不振、厌食、口臭、肚子胀、胃部不适、睡眠不安和手脚心发热等症状，甚至引起发烧。西医认为这是过度摄入导致的消化不良。传统中医会用到捏脊、揉腹等方法改善小儿积食情况，芳香疗法也非常擅长改善此类问题。建议选择以下精油改善小儿积食的问题：

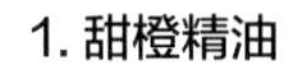

1. 甜橙精油

拉丁学名：*Citrus sinensis*

主要化学成分：柠檬烯、α- 蒎烯、β- 月桂烯

甜橙（图 2-26）精油有着孩子们熟悉的甜橙香味，可以驱离紧张情绪和压力、改善情绪问题所引起的失眠和消化不良。它能刺激胆汁分泌、帮助消化，适合几乎所有的胃部不适症状，能有效改善孩子的消化不良和食欲不振的症状，同时其极具

安全感的气味能缓解孩子的焦虑感，对由情绪引发的消化系统问题也颇有帮助。单萜烯成分非常温和，同时能激励神经传导，孩子可以放心安全使用。

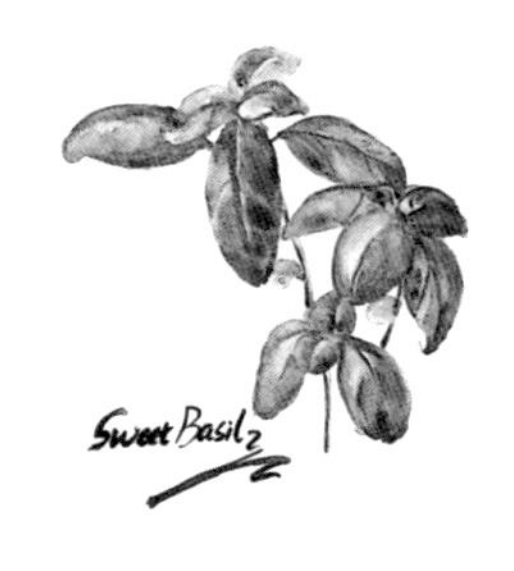

图 2-27　甜罗勒

2. 甜罗勒精油

拉丁学名：Ocimum basilicum

主要化学成分：沉香醇、萜烯、莰烯

人们熟悉的香草九层塔是罗勒家族中的一员，这里特别讲到的是助益于消化系统的甜罗勒（图 2-27）。甜罗勒精油对消化系统有直接的作用，用稀释后的甜罗勒精油顺时针方向在腹部按摩，可以有效缓解绞痛、反胃、胃痉挛等，对于常见的打嗝、腹胀效果显著。甜罗勒精油不仅适合积食的小朋友，在实证上，它解决的是消化神经系统的问题，经常容易紧张腹痛、患有肠胃炎的人群也非常适用（有兴趣的朋友可以查阅肠道激惹综合征有关信息）。

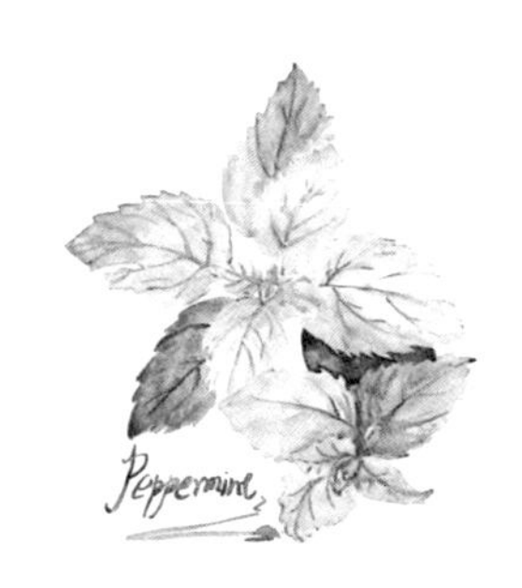

图 2-28　胡椒薄荷

3. 胡椒薄荷精油

拉丁学名：Mentha piperita

主要化学成分：薄荷醇、薄荷酮

芳疗中会用到很多种薄荷，比如绿薄荷、胡椒薄荷、娜娜薄荷等。这里说的是胡椒薄荷（图 2-28），它常被用作辛香料，气味清新，中医描述其具有“通窍”的作用，对于积食的於堵感具有理气、疏通的效果。其实，所有辛香料萃取的精油都对消化系统帮助很大，对打嗝、便秘、腹泻和腹胀有缓解效果。有些人会晕车晕船，可以把薄荷精油稀释到荷荷巴油里，乘车乘船前涂抹在肚脐周围，减缓恶心呕吐的情况。

对于小儿积食，可以参考以下配方使用：

甜橙精油 3 滴 + 甜罗勒精油 1 滴 + 胡椒薄荷精油 1 滴 + 甜杏仁油 20mL，调匀之后涂抹在小孩子腹部，每日饭前 30~60 分钟轻揉或者是顺时针打圈按摩至吸收即可。适用于 1~5 周岁孩子的易积食体质护理，当然，我们必须同时也对孩子的饮食结构进行调整。

2.4.3 运动系统 - 肌肉酸痛

导致肩颈背酸痛的因素很多，如日常生活中的不良的姿势（引起腰肌劳损、肌纤维组织炎），以及挫伤、扭伤（引起局部损伤）等。一般上班族的肩颈酸痛，几乎九成都属于软组织病症，用仪器找不出原因，主要是由于缺乏活动，肩、颈肌力不足，无法支撑骨头的重量，颈椎关节受到的压力过大，引发酸痛。同时，由于压力大，人一紧张肩膀就会用力，肌肉长期处于收缩状态，则会失去弹性，引起肩颈酸痛，甚至出现肌肉性头痛。还有另一种情况是由脊椎病变引起，如骨质增生、脊椎外伤、腰椎间盘突出等，都有可能引起肩颈背酸痛，这需要及时就医并遵从医嘱。跟许许多多急性酸痛比起来，肩膀肌肉僵硬的酸痛程度，或许算是小巫见大巫，它的恼人之处是定期报到。除了必须要矫正坐姿、站姿之外，也可以考虑用芳疗方法调理。

1. 月桂精油

拉丁学名：Laurus nobilis.

主要化学成分：1.8- 桉油醇、芳樟醇、蒎烯、松油醇

在精油化学中我们了解过 1.8- 桉油醇是四象限图中的具有阳离子特性的天然成分，能够激励循环并且改善僵硬的情况。月桂（图 2-29）精油不仅含有大约 50% 的 1.8- 桉油醇，同时成分多元，带来它肤感的柔和特性。不管是风湿痛、一般性疼痛、扭伤、还是肩颈僵硬闷疼或者酸胀感，月桂精油均有减轻症状的效果。它还能激励体液流动。中医所说的“湿气”“寒气”都可以通过促进循环来达到排除。

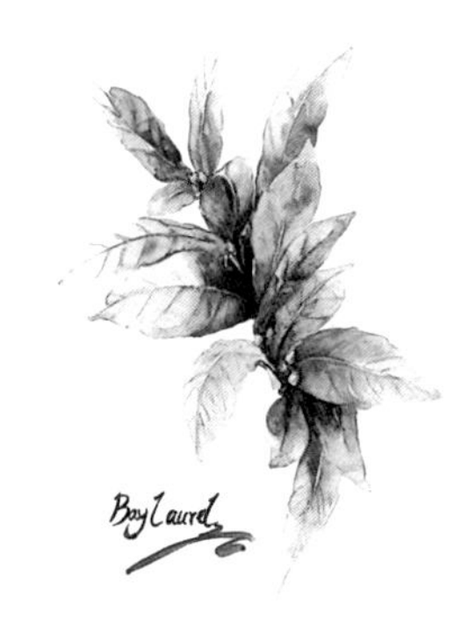

图 2-29　月桂

2. 意大利永久花精油

拉丁学名：Helichrysum italicum

主要化学成分：乙酸橙花酯、α- 松烯、γ- 姜黄烯、γ- 桉叶醇、意大利双酮

意大利永久花（图 2-30）精油又称蜡菊精油，主要成分中的倍半萜酮和双酮成分具有良好的化瘀堵和改善僵硬的功效，还具有消除血肿、淋巴排毒、排除淋巴瘀塞的生理功效。其精油中含有 40% 左右的酯类成分，具有良好的抗发

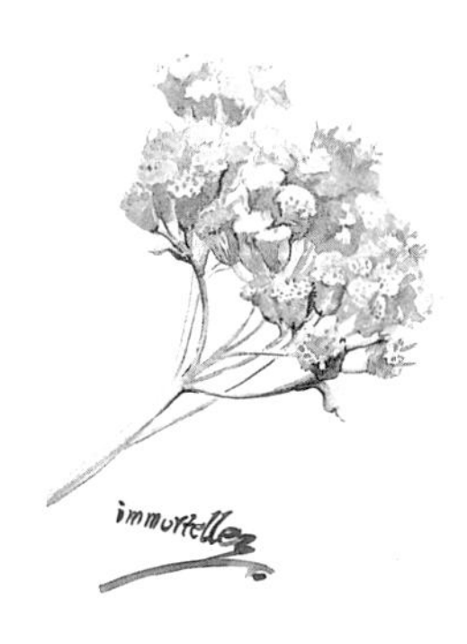

图 2-30　意大利永久花

炎、化痰、抗痉挛的效果。永久花精油是处理各种外伤问题的首选，而且肤感非常温和，不容易引发皮肤过敏，小宝宝们也可以安全使用。

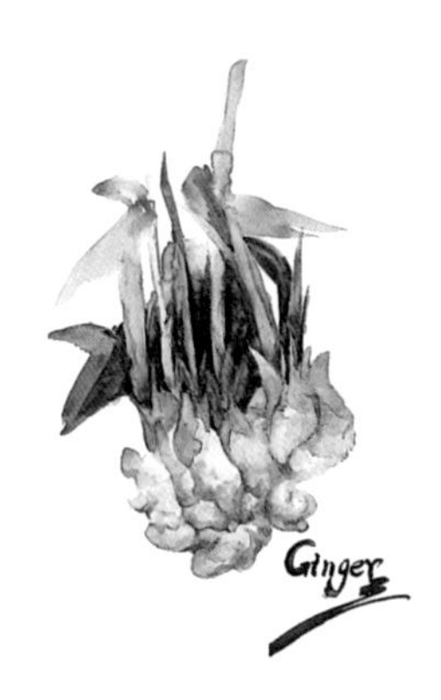

图 2-31　生姜

3. 水蒸馏姜精油

拉丁学名：Zingiber officinale Rosc

主要化学成分：α- 姜烯、β- 红没药烯、姜黄烯、α- 法呢烯、β- 倍半水芹烯

生姜（图 2-31）精油的主要萃取方式有超临界 CO_2 萃取和水蒸馏法两种。超临界 CO_2 萃取的姜精油中含有高比例的姜辣素，涂抹在皮肤上刺激生热，容易引发过敏。水蒸馏的生姜精油给人温暖浓郁的感觉，同时精油中保留了生姜中含有的姜黄烯和姜烯等多种药用成分，它能活血化瘀、消肿止痛。平时人们出现外伤，引发淤血肿痛时，可以直接将生姜精油稀释后涂抹在伤处，并轻轻按摩，加快伤处血液循环。淤血尽快消散，肿痛的症状也能随之减轻。

对于肌肉酸痛，可以参考以下配方使用：

月桂精油 5 滴 + 意大利永久花精油 6 滴 + 姜精油 3 滴 + 圣约翰草油 10mL+

荷荷芭油 10mL，直接涂抹在患处，可以搭配中医传统的刮痧或者经络按摩，舒缓酸胀麻痹的肌肉痛感。

2.4.4　神经系统——缓解压力、愉悦心情

如今快节奏的生活方式，总是使人们感到压力无处不在。所谓压力，就是指我们在日常生活中的各种刺激事件和不利因素使人在心理上产生的困惑或威胁。在心理学和医学上主要表现为身心的紧张、不适感、焦虑、患得患失等。通常，我们可以通过听音乐来缓解压力，优美动听的旋律能调试不良的心理，同时也能让紧张焦虑的情绪得到放松，心情变得更加愉悦；或者是通过运动来减轻压力，如游泳、爬山、慢跑等，让自己大汗淋漓后，情绪会有所缓解；同样，也可以通过精油美好的气味来缓解压力、愉悦心情，最简单的方法就是选择自己喜欢的、让自己感觉到放松的精油来进行扩香。

气味感受是非常私人化的，每个人喜欢的味道不同，甚至同一个人今天喜欢的味道和明天喜欢的味道也不同。本书推荐一个经典的扩香配方，能很好地放松情绪、释放压力、愉悦心情，使内心的喜悦感油然而生：大马士革玫瑰精油 4 滴 + 印度檀香精油 2 滴，直接进行空间扩香。纵观很多玫瑰主题的香水，我们都不难看到其意境上描述的浪漫和舒缓的状态。

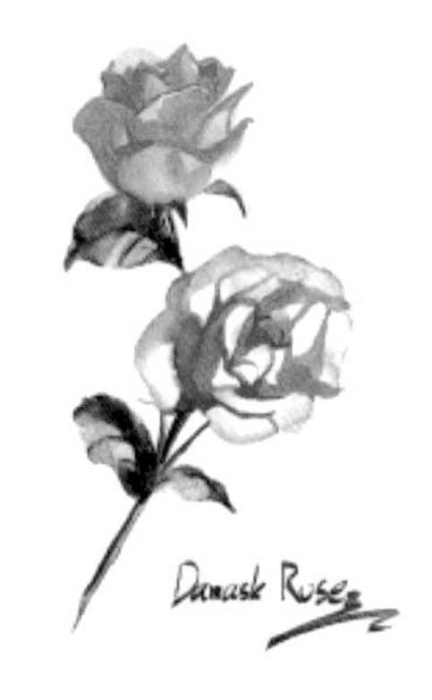

图 2-32　大马士革玫瑰

1. 大马士革玫瑰精油

拉丁学名：Rosa damascena

主要化学成分：香茅醇、香叶醇、正十九烷、正二十一烷、苯乙醇等

在文学和神话中，没有哪种花像玫瑰一样被尊崇，被用于如此多的神圣目的。在古代艺术和文学中，大马士革玫瑰（图 2-32）是“花中之王”，象征着美丽、爱情、青春、完美和不朽。在全球市场上，玫瑰精油价格昂贵，提取 1kg 玫瑰花精油大约需要 2500kg 玫瑰鲜花，其出油率特别低。世人皆爱玫瑰，无不为之柔美高贵的香气所折服。大马士革玫瑰精油中的香茅醇可以提高 5-HT（五羟色胺）的活性，缓解抑郁、焦虑。而其主要成分苯乙醇具有放松神经、疏肝理气、解郁的功效。

2. 印度檀香精油

拉丁学名：Santalum album

主要化学成分：α- 檀香醇、β- 檀香醇

檀香精油被称为“液体黄金”，正宗的印度檀香精油，相对于澳洲、印尼等地出产的檀香精油，檀香醇含量更高。檀香树通常数十年成材，产量稀少，而

需求量大，因此十分珍贵（图 2-33）。树龄在 10~50 年的檀香树，已达成熟期，此时芯材的周长最大，含油量高，其中能帮助释放压力、舒缓紧绷神经的 β- 檀香醇需要在树龄达到 30 年之后才能达到较高含量。成年的印度檀香木萃取的精油，气味以木质香为主调，带有甜味及木材味的香气，可以使人心旷神怡，也时常用来帮助冥想，让人沉静安定，愉悦感油然而生。

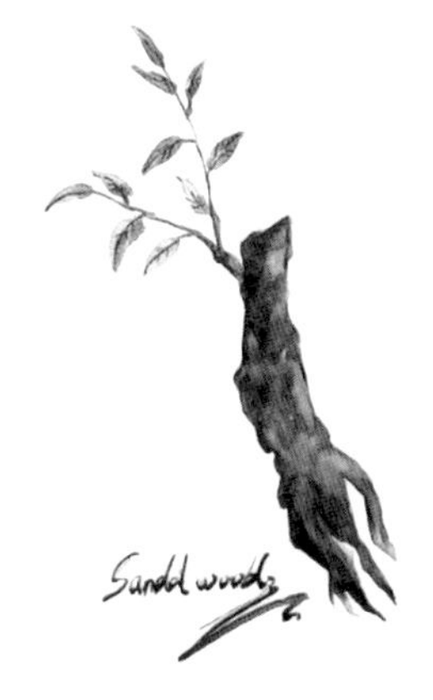

图 2-33　印度檀香

2.4.5　关于居家精油护理的注意事项

（1）精油的化学成分、结构、比例与生长环境息息相关。

精油是从天然植物中萃取出来的，植物主要成分的含量会因为当年的土壤情况、气候条件、降水量多少等因素而有不同的变化。这样的变化不仅仅会影响传统意义上的果实丰收情况，也影响着植物中精油成分的含量。更直观一些来说，就是同一种精油闻起来味道不同了。

“橘生淮南则为橘，生于淮北则为枳”这句话大家都不陌生，意思是：淮南的橘树，移植到淮北就变为枳树，也就是说生长环境变了，事物的性质也变了。淮河一线气温和降水这两个气候指标差异很大。淮南是暖温带和亚热带的过渡地带，气候温暖，全年平均温度在0℃以上，降水丰富；而淮北属暖温带半湿润季风气候区，主要气候特征是季风明显，四季分明，降水较少。两者地理环境不同，所生长植物的主要成分含量也会发生变化。在上述描述中，我们已经知道柑橘类精油是通过压榨果实果皮获得的，那么橘和枳从果皮上散发出来的柑橘类果香味相同吗？很显然是不一样的。直接拿起两个果实嗅闻果皮上的气味，橘带有温暖的感觉，甘甜的气味让人觉得安心满足；而枳的味道明显有些酸气，甚至有点涩感，会让人觉得比较收敛。我们每个人对于气味的描述都带有个人主观感受，然而两者的不同却是能被实实在在感受到的。通过这个例子可以很好理解：生长环境的不同，同一品种的植物也会表现出来不同的植物形态和气味。

这样的情况在精油中是很常见的，比如玫瑰天竺葵（拉丁学名：Pelargonium roseum）和波旁天竺葵也是同一物种，玫瑰天竺葵主要产区是中国和埃及等地，植物适应力强，后被法国人带到印度洋西部马斯克林群岛中的即留尼汪岛（又称波旁岛）种植。然而波旁这个地区的气候环境较为特殊，慢慢发展出气味更为多元化的玫瑰天竺葵，人们为了区别两者，把生长在波旁岛上的玫瑰天竺葵称为波旁天竺葵。再比如，生长在福建沿海地区的阿拉伯茉莉（拉丁学名：Jasminum sambac）和生长在广西横县的阿拉伯茉莉，两者虽然花型接近，但是气味有所差异，在萃取成精油之后其成分含量也不同。

在同一地区的同一片土地使用同一种种植方式的植物，由于每年气候、雨水的差异，其精油的味道也会不同。当我们谈到印度檀香精油（拉丁学名：Santalum album）的时候，除了说明产地，还会提到植物的树龄以及是哪一年份的檀香，可能某一年份的檀香精油奶香味会比较明显，有些年份则是木质调特别突出，甚至有些年份的檀香精油还出现丝丝花香调。

这就是天然植物的魅力，也许它们没有办法整齐划一地以工业的标准化形态出现，却真实记录着它生长的时间和空间的特点，各有不同才是生命特有的灿烂和质朴。

（2）居家精油使用的安全性

本章已经介绍了常见的精油化学成分的生理功效和药理功效，然而精油在日常使用中必须要关注正确的用法和用量。比如胡椒薄荷精油是非常常用的精油品种，可以通过嗅闻胡椒薄荷精油达到提神醒脑的效果。胡椒薄荷精油富含薄荷酮（又名 5- 甲基 -2- 异丙基环己酮），如果口服胡椒薄荷精油或者大剂量使用，薄荷酮在体内代谢为毒性强的呋喃环氧化合物—薄荷呋喃（menthofaran），以及富含具有二甲醚结构的芹菜脑（apiol）的欧芹子油（parsley seed oil），可能会引起神经毒性。中国肉桂精油（拉丁学名：Cinnamomum cassia Presl）其主要成分是肉桂醛，在一定程度上能提升胰岛素受体对于糖的反应灵敏度，因此在糖尿病的研究中发展迅速。然而肉桂醛在外用时肤感刺激，大剂量使用情况下容易造成皮肤发红发痒，甚至过敏和溃烂。通常精油在皮肤上使用的浓度为 3%~5%，而中国肉桂精油的外用浓度比例应该更低，建议为 0.2%~1%。

精油品种繁多，所含的化学成分丰富多样，其种植方式、气候条件、萃取方法都会使得精油化学成分含量不一致，精油的家居使用剂量、使用方法尤为重要，精油的安全性问题不容忽视。

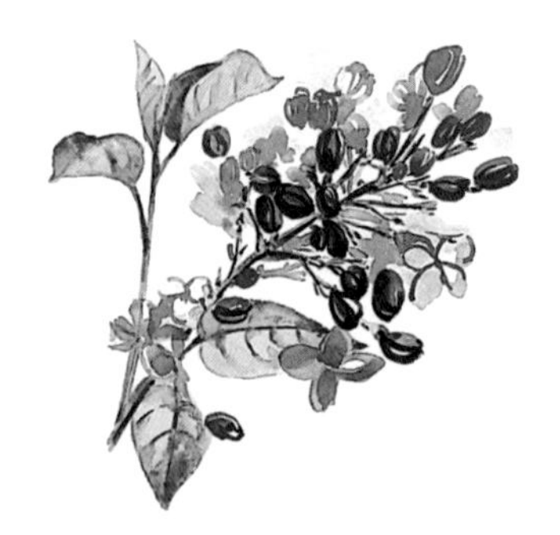

第 3 章

气味物质对人体的影响

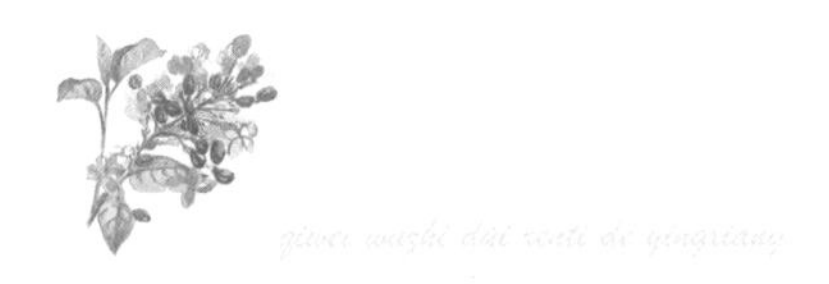

芳香吸入疗法一直被认为是最快、最有效、最安全的疗愈方法，它对我们的身体和情绪有着非常深远的影响。那么芳香气味到底是如何被感知的？这就要从人的嗅觉开始说起。

3.1 人体的嗅觉

嗅觉是人体的一种重要感觉，起着辅助识别、危险预警、增进食欲、影响情绪等重要作用。嗅觉也是人体五感（视觉、嗅觉、味觉、听觉、触觉）中唯一可以将刺激讯号直接传达至脑部的知觉。嗅觉神经与大脑边缘系统相连，因此气味可以对人的感知、情绪产生非常直接的影响。莫利夫人说过："香味对个人心理及精神状态所产生的影响是最有意思的，我们的知觉能力会变得更为敏感及清晰，我们会发现似乎可以看到更多的东西，而且知觉也会变得更为真实"。

对空气中化学成分气味刺激的感受能力，对低等生物来说非常重要。嗅觉是关乎规避风险、寻觅食物、交配繁衍等与种系存亡相关的要素。但是对于我们人类来说，在近一个世纪的现代神经科学发展中，视觉是最大的、最重要的感觉系统。触觉和听觉系统在阐明和理解感觉的神经机制方面也起着重要作用。人类的嗅觉却在进化过程中明显退化，远不如低等动物那样敏锐，被认为对人类的重要性较小。嗅觉的解剖、生理和临床研究相对复杂，嗅觉的产生除了嗅觉系统外，还有三叉神经、舌咽神经、迷走神经等颅神经参与，并且与受试者的心理、精神、文化、阅历等诸多因素密切相关，难以用精确的方法控制刺激，使得功能评估困难。因此，在对人体的各种感觉功能的研究中，嗅觉和味觉成了最神秘也是最滞后的领域。

3.1.1 嗅觉系统

20 余年来，嗅觉系统的研究在许多方面取得了突破性的进展，嗅觉感受领域黑暗的时代终于结束了。2004 年 10 月 4 日，瑞典的卡罗琳斯卡医学院宣布该年度的诺贝尔生理学或医学奖颁发给美国科学家 Richard Axel 和 Linda B.Buck，以表彰他们在人体气味受体和嗅觉系统组织方式研究中做出的杰出贡献。他们的研究，从感觉细胞到感觉通路的更高水平的突触聚集的局部解剖模式被绘制，不同气味引起不同的活动模型，最终构成了有效的“气味图像”，同时，也描绘了嗅觉系统刺激的空间模式，成了嗅觉研究的里程碑。

嗅觉系统的发育及其调控与整个机体的发育和调控有着不可分割的联系。人类的嗅觉系统由嗅觉感受器、嗅球、嗅束及嗅觉皮质区构成，它们分别是大脑的延伸和组成部分，嗅觉系统的发育和神经系统（特别是中枢神经系统）的发育关系非常密切。嗅觉系统是由神经外胚层、表皮外胚层和中胚层发育而成的，它是一个具有三级结构和分层型组织的感觉系统，能够察觉并处理有气味的气体分子。从解剖结构来看，嗅觉系统又可以分为嗅上皮、嗅球、嗅觉皮层三个部分。气体信息的初步传导发生在鼻腔内的嗅上皮，在这里气体分子与嗅觉感受细胞相互作用。嗅球为嗅觉的低级中枢，是嗅觉通路的第一中转站，它成对存在、呈卵圆形、层状结构，由外向内依次为嗅神经层、突触小球层、外丛状层、僧帽细胞层和颗粒细胞层。嗅觉皮层为嗅觉的高级中枢，分为初级嗅皮层和次级嗅皮层。嗅觉的较高级中枢是受两侧皮层支配的。有研究发现，人类两侧大脑的嗅觉能力不一样，多数认为右侧为优势侧。左侧中枢、周边及后脑切除的患者仍保有嗅觉识别能力；而右侧顶、额、颞叶损害的患者则出现单侧气味识别障碍。

3.1.2　参与嗅觉过程的其他系统

目前的研究认为，至少有 4 个不同的系统参与嗅觉信号的感受和传导：主要嗅觉系统、附属嗅觉系统、终神经系统、三叉神经系统。

（1）主要嗅觉系统：它主要感知有气味和挥发性物质，而对于无气味和难挥发物质的感知尚不清楚。

（2）附属嗅觉系统：它是一个独立的嗅觉系统，主要感知无气味和难挥发的物质，如信息素之类的。

（3）终神经系统（TN 系统）：它是一个独立的、存在于所有脊椎动物中的化学感受系统。TN 系统的外周嗅觉部分由疏松网状样组织组成，分布于鼻腔黏膜，凭借节点与中枢神经系统相联系，直接投射到前脑的特殊区域。TN 系统与主要嗅觉系统和犁鼻器相伴随，研究发现，TN 的神经活动可以影响相伴随的神经系统，包括三叉神经系统。

（4）三叉神经系统：它除了感受冷、暖、痛等触觉外，还参与感受气味，多数气味可以刺激三叉神经产生感觉，如冷暖、疼痛等。比如，我们闻薄荷精油时会有凉的感受，而闻生姜精油时会有暖的感受，这主要是三叉神经在起作用。

3.2　嗅觉的形成

为了更好地理解气味物质的传导过程，我们先来了解嗅素、嗅感受神经元和嗅觉受体。

（1）嗅素：它是组成气味物质的分子，自然界中的气味物质往往是由许多种、甚至几十种结构相异的嗅素分子以一定比例形成的混合物。一种气味物质中任何嗅素化学结构的任何微小变化，都可能改变其气味。

嗅素具有以下特性：疏水性、脂溶性及表面活性、挥发性、低级性、分子量不超过 4×10^6 等。

（2）嗅感受神经元（Olf actory Receptor Neuron，ORN）：它是嗅黏膜上的组织成分，是中枢神经系统的起源。它不是静态的，而是特有的、终身维持自我更新能力的神经元，其平均生命期为30~120 天不等，这主要取决于物种和周围环境的不同，其神经冲动来源于位于嗅上皮基底层的基底细胞。

神经元的分化、发育、成熟受它的靶器官的影响，嗅球在嗅感受神经元发育过程中是必需的。研究表明，嗅上皮缺失，嗅球细胞依然能存活，没有嗅感受神经元轴突传入纤维投射到嗅球，嗅球细胞依然能分化；反之，嗅球缺失，嗅感受神经元能存活，并不断地更新和再生，但神经元的更新率受到影响。虽然嗅上皮和嗅球在某种程度上能独立存活，但在嗅觉系统发育过程中，组织间相互诱导的复杂关系对嗅觉系统的形成是非常重要的。

（3）嗅觉受体（Olf actory Receptor，OR）：它是一种膜蛋白，OR 基因家族是目前已知的最大基因家族，约占染色体基因库的 1%。人基因组中一共有约 1000 个 OR 基因，分散于 50 个染色体位点，其中约 65% 的基因发生了突变而失去功能。因此，人类大约有 350 个 OR 基因有功能，其他约 650 个 OR 基因为无功能的假基因。

不同种类的 OR 在嗅上皮中不是随机分布的，每一种 OR 在鼻腔中都有其固定的空间分布。由于 OR 在鼻腔中有空间分布的差别，这种空间分布的信息可以通过传入神经纤维在嗅球上反映出来。OR 在鼻腔的这种分布特点，也可以看成是嗅觉信息在鼻腔中初步的空间编码。

一个 ORN 只表达一种 OR，只能与同一类嗅觉决定簇相结合，这一特点也成为嗅觉信息编码的重要结构基础。OR 分布于 ORNs 的纤毛上，由于纤毛很长（可达 200μm），同一类型的神经元虽然中间被其他类型神经元隔开，但它们的纤毛可以相互接触。因此，不论嗅素存在于某一区内的任何位置，都有机会被相应的 OR 所感受，从而提高了识别嗅素的敏感性。

3.2.1 气味物质的传导

通常人们闻到的气味，实际上是空气中的一组分子（嗅素）对鼻黏膜上嗅感受器产生刺激后的综合效应，是很多不同种类分子共同作用的结果。嗅觉系统也是以一种组合的方式处理和识别嗅觉信息的。嗅觉的传导过程主要包括：①气味物质的识别；②气味信息编码；③大脑皮层解码形成嗅觉。这一过程的说明源于目前被广泛接受的立体化学理论，整个过程的进行需要一系列分子、离子、蛋白、酶的参与，如图 3-1 所示。

1. 气味物质的识别

气味物质的识别其实也就是嗅素与嗅黏膜上的嗅觉受体（OR）结合的过程。大多数气味都是由多种嗅素组成的，每一种嗅素能激活多种 OR，一种 OR 可与多种嗅素结合，因而每一种气味的识别需依赖于唯一组合模式的受体群，相当于每一种气味都拥有自己的嗅觉受体码，这就像字母表中字母与单词的关系，字母需要通过不

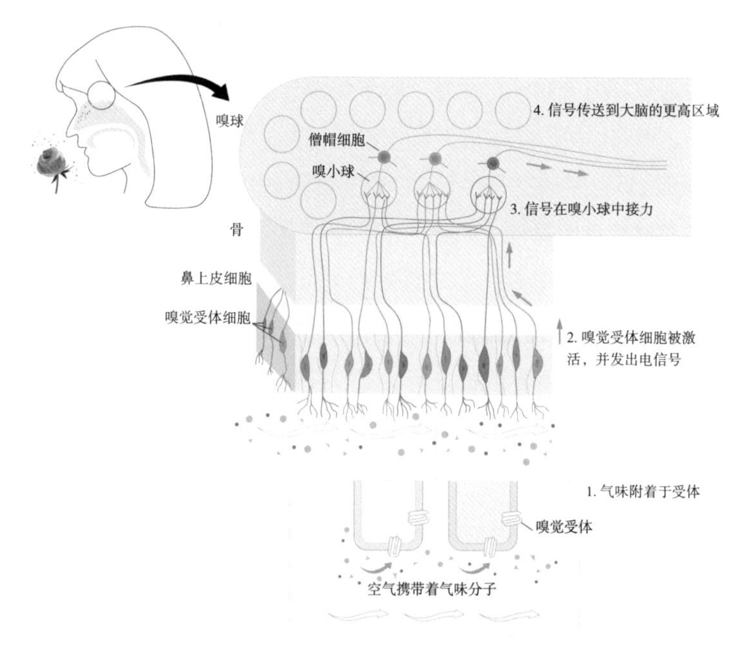

图 3-1　嗅觉传导过程图

同的排列组合才能成为不同的单词，不同的 OR 也需要组合在一起才能识别不同的气味。成百上千种 OR 经过组合可以产生数量庞大的受体码，嗅素结构的细微变化即可激活不同的受体码，这就是为什么大约 1000 种 OR 能识别近万种气味，结构相似的嗅素可呈现出气味特征的显著不同，不同浓度的同种嗅素也可能表现出不同的气味特征。

嗅素对 OR 的作用，不是整个分子与 OR 相结合，而是嗅素分子中某些化学结构（可看成某一区段），它们作为一种配体与 OR 相结合。每一种嗅素中可以存在几种不同的区段，这些不同的区段可以作用于不同的 OR。这也就是为什么一种嗅素可以激活几种不同的 OR，而同一种 OR 也可以接受几种不同嗅素的刺激。由于 OR 感受的是嗅素中的某些化学结构，而不是整个分子，因此，可以认为这是机体对空气中不同信息分子的最初步的处理和分析。

2. 气味信息编码

嗅上皮的每一个 ORN 只表达一种 OR，在嗅上皮层中，表达相同 OR 的 ORNs 分散排列，表达不同 OR 的 ORNs 散置其中，因此气味信号呈高度分散式分布。一种气味的代码是数个分散存在的 ORNs 的总和，每个 ORNs 都表达其 OR 的一个组分。

当气味信号从嗅上皮传至嗅球后便呈现出另一种分布模式：表达相同 OR 的 ORNs 的轴突都汇聚于同一个嗅小球上，而一种气味的代码是数个特定嗅小球的立体组合。人的嗅球中大约有 2000 个嗅小球，数量约是 ORNs 的 2 倍。嗅小球也非常“专业化”，携带相同受体的 ORNs 会将神经信号传递到相应的嗅小球中，也就是说，来自具有相同受体的 ORNs 的信息会在相同的嗅小球集中，因而气味信号在嗅球中呈精确的空间立体分布。

气味信息到达嗅球中的不同嗅小球，在此交换神经元，再传递给僧帽细胞，信息在嗅球中经过加工和修饰后，形成空间和时间的编码。随后，嗅小球又会激活僧帽细胞，嗅小球与僧帽细胞间也是特定的一对一的联系，使嗅觉系统中信息传输的“专业性”仍得到保持，从而维持了嗅觉信息传递的特异性。

3. 大脑皮层解码形成嗅觉

气味信号从嗅球传入嗅皮质的过程中同样存在着精确的传入模式，而且对不同的个体都一样，所以不同的人对同种气味的感觉很相似。僧帽细胞将每种气味信号定向传至大脑皮层特定区域的皮质神经元，然后在大脑皮层中通过解码、整合加工成与该气味信号相对应的特定模式，产生嗅觉。

综上所述，气味物质传导的第一层的嗅觉受体是嗅素开始产生感受性换能的场所，第二层的嗅球则是嗅觉信号的中转站，第三层的大脑皮层是嗅觉形成的最终场所。当然，吸入鼻腔的空气，不仅有能激活嗅感受器并最终形成嗅觉的嗅素，还有一些分子被称为信息素。它们刺激鼻腔中的另一类受体，信息传到中枢后，不引起特定的气味感觉，而是调节内分泌并引起特定的行为反应。信息素受体在鼻腔的分布、信息向上传导的途径和到达神经中枢的部位等都与上述不同，成为另一套独立的嗅觉系统——犁鼻器，本书不对信息素的传导进行赘述。

3.2.2 嗅觉理论

大脑识别气味的具体机制非常复杂，嗅觉的生理学知识至今尚无确切定论，目前广泛被接受的嗅觉理论主要有两种：立体化学理论和嗅觉的分子振动理论。

1. 立体化学理论

1946 年，Linus Pauling 提出气味的特性是由其分子量及其结构决定的。此论点从 1949 年开始，被 John Amoore、Moncrieff 等学者发展补充，他们将不同分子大小、形状的嗅素与嗅觉系统的相应受体特异性反应，描述为“锁 - 匙”的关系。假定 OR 拥有特殊形状的结构布局，当到达的气体分子也拥有与之契合的形状和大小时，气体分子则占据此 OR 并激发嗅觉反应。作为解释气体分子与 OR 如何相互作用的理论，立体化学理论是最为广泛接受的理论。

1991 年 Linda Buck 和 Richard Axel 在小鼠鼻腔中发现并成功克隆出 OR，进一步支持了 Amoore 的理论。

2. 嗅觉的分子振动理论

1996 年 Luca Turin 提出嗅觉受体蛋白和 G- 蛋白上有锌的结合位点，且 OR 还具有还原型辅酶Ⅱ（NADPH）硫辛酰胺脱氢酶的作用。该酶中含有锌，可与嗅觉受体蛋白和 G- 蛋白结合，从而有助于电子流与 G- 蛋白传导的相继发生。嗅觉受体蛋白的结合位点为空时，电子不能通过通道结合位点，受体蛋白和 G- 蛋白之间的二硫化桥联处于氧化状态。当嗅素与结合位点结合时，分子的振荡激活电子通过通道，电子通过蛋白产生流动，通过锌离子还原二硫化桥联，使信息通过 G- 蛋白进一步传导，向嗅球发出生物电脉冲，使得气味得以识别。

总而言之，嗅觉生理学理论较为复杂，物理因素及化学因素兼而有之，其传导机理有待进一步的研究。

波鸿鲁尔大学细胞生理学教授 Hanns 发现，人的一些嗅觉受体不只在鼻子里，也分布在所有人体细胞内，比如精子。精子拥有鼻子里的 20 种嗅觉受体，对香味如铃兰、甜橙反应积极并具有趋化性。同时，他们在皮肤细胞里发现了 30 多种嗅觉受体并证明了使用檀香会激活这些嗅觉受体，从而增加皮肤细胞的再生功效（如加速伤口愈合）。Hanns 教授的研究团队还发现，生病器官里的嗅觉受体比正常器官多，心脏里的一种嗅觉受体对来自血液中的脂肪酸有响应，研究表明，椰子油的气味对人体的心脏功能是不好的；支气管中的嗅觉受体则会影响肺部的空气供应，比如过敏患者支气管周围的肌肉收缩产生哮喘，杏仁油、香蕉气味中的化学物质可以有效防止肌肉收缩。除此之外，他们甚至在肿瘤细胞中检测到大量的嗅觉受体，比如前列腺癌、肝癌和血癌，可以通过激活嗅觉受体减缓细胞的生长，从而抑制肿瘤的生长；前列腺癌使用鸢尾花会使嗅觉受体减少50%，直肠癌的细胞里有 30 多种嗅觉受体，对丁香和小茴香是有反应的。这些实验性的研究进展将对我们更好地理解细胞和其他认知过程提供帮助，并能最终实现通过气味来缓解、辅助、治疗疾病这一进程。

3.3　嗅觉环境对人体的影响

在自然界中，香气在一些生物的生存中扮演着重要的角色。那些不能通过自然风进行授粉的花，可以用香气吸引昆虫和动物为其授粉，从而使芳香植物与其他生物之间建立了一种共存关系。

气味通过嗅觉传递的过程是自然界非常神秘的一部分，比如，蚂蚁会留下少量的信息素物质标记路线，这种标记是告知其他蚂蚁前方发现新食物的重要途径。随着对化学、生态学研究的深入，人们逐渐明确了信息素和他感物质对昆虫、动物的个体与种群的影响。在这样的知识背景下，气味的嗅觉刺激对人体的影响越来越受到关注。

3.3.1　两个假说

目前，人们通过两个假说来研究芳香吸入疗法的作用机理，即药理学假说和心理学假说。

1. 药理学假说

药理学假说是从植物化学和植物科属角度分析，认为精油所携带的芳香物质具有药理学作用。它指的是吸入鼻腔的芳香物质进入了肺部，被肺泡内的毛细血管吸收，通过血液循环运送到全身各处，使体内各大系统都受益于芳香吸入疗程。芳香物质在体内经由鼻子－气管－肺－微血管－肺静脉－心脏－动脉－微血管－细胞－微血管－静脉－心脏－肺动脉－肺泡－微血管－循环全身，对身体相关组织器官产生药理学作用。

2. 心理学假说

心理学假说是从心理学层面分析芳香吸入疗法，认为气味与情绪、记忆有着千丝万缕的联系。芳香疗法作为自然疗法的一个分支，通过几十年的研究应用，在处理人的情绪及心理感受方面积累了许多宝贵的经验。如在雪莉·布莱的《情绪与芳香治疗》、瓦勒莉·安·沃伍德的《芳香疗法情绪心理配方宝典》、罗伯特·滴莎兰德的《芳香疗法的艺术》等著作中，均有这些芳疗研究专家们对于情绪处理的论述和治疗心得。

当我们进行芳香吸入疗法时，空气中的气味信息会被带到鼻腔顶端的嗅觉细胞中，透过各层嗅觉阀，进入大脑嗅觉区，传输芳香讯息。鼻腔内的蛋白质，绒毛上的嗅觉感受器及离子通道，会使芳香分子所产生的香气信息传达到大脑的边缘系统，大脑的边缘系统是最直接参与情绪、记忆和心理反应的部位。

3.3.2 嗅觉与大脑的边缘系统

随着人类大脑的进化，不同功能的脑层渐次发展起来，最先发展的是爬行皮层，这个皮层是最基本的生物功能控制层，主要控制呼吸、心跳等行为，还有类似于恐惧的基本反应；其次发展的脑层是边缘系统，这是情绪和大量个性化行为，如性吸引、快乐的控制中心；最后发展的是新皮层，这是主管逻辑运算的皮层，如图 3-2 所示。在感觉系统中，嗅觉与大脑边缘系统的联系是最直接的，这也是气味的情绪力量最基本的心理学基础和新学科——香味学的基石。

大脑的边缘系统大致分为三个部分：①颞叶内侧边缘系统结构，包括海马结构、杏仁体、扣带回和嗅周皮质（主要包括嗅球、嗅束、嗅三角、前穿质、杏仁体和海马旁回前部等）；②丘脑内侧核团，有内侧背核和前部核团；③额叶的腹内侧部分，包括眶额皮质、前额叶内侧，如图 3-3 所示。多数学者认为海马结构与近期记忆有关，还参与情绪反应或情绪控制；杏仁体既是嗅觉通路的重要部分，同时又作为一个重要的中枢中心，可以调节感情状态。

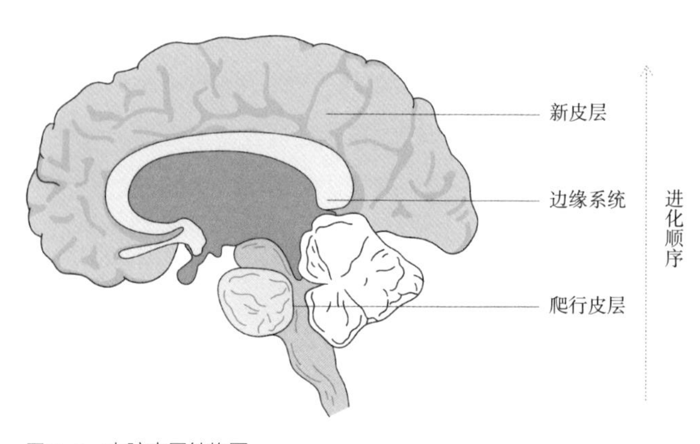

图 3-2　大脑皮层结构图

气味的唤醒与情绪的密切关系来自大脑神经中枢的嗅区和边缘系统与情绪唤醒有关的杏仁体和海马回的独特联系。嗅神经和杏仁体间的神经突触只有 2 个，而嗅神经和海马回间的神经突触只有 3 个，嗅觉刺激可以很迅速地激起以上部分同时放电，产生相应的嗅觉和情绪唤醒。由于边缘系统是记忆的重要部位，通过气味的刺激可以提高边缘系统的兴奋程度，使得气味刺激与记忆产生非常紧密的连接，从而提高记忆效果。

嗅觉信息除了传到皮层产生嗅感觉外，还可以传至邻近脑区，参与学习、记忆、行为和情绪等活动。关于不同气味引起脑区激活差异的研究，学者们多从愉快及非愉快气体分类入手，希望通过对不同“快乐度”气体引起刺激差异的影响，从心理学、情感情绪等方面对人脑高级功能进行深入探究。研究表明，愉快及非愉快气体刺激均主要引起右侧大脑半球激活，在大脑前部区域愉快气体激活较

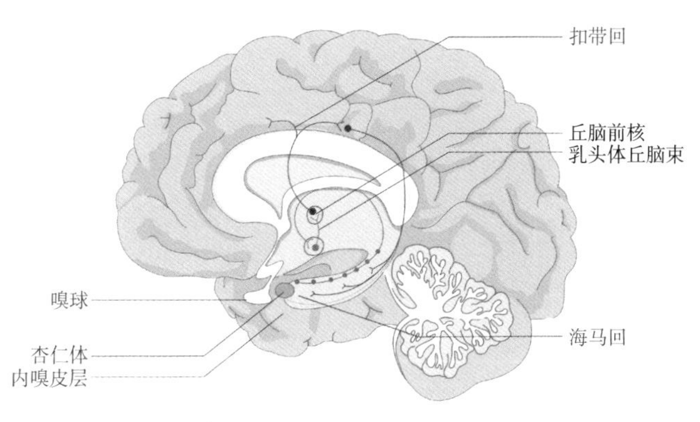

图 3–3　大脑边缘系统

明显，大脑后部区域非愉快气体激活较明显。愉快气体刺激引起扣带回前部及中间部明显激活，非愉快气体引起扣带回中间部及后部明显激活，非愉快气体同时还引起双侧海马旁回明显激活，但愉快气体不能引起此区域激活。实验证明，扣带回及额叶前部（包括眼额回、额内侧回）是与情绪关系密切的区域，以上区域受损会引起明显的情绪变化。1973 年 Papez 提出了大脑边缘系统参与情绪的特异环路，称 Papez 环路（也称海马回路），此环路包含参与情绪的某些重要结构，同时也参与脑的记忆、感觉等活动，如图 3-4 所示。有研究提示，在给予可引起情绪变化的气味刺激时，海马旁回、杏仁体、扣带回、额内侧回以及额叶其他部分区域均发现不同程度的激活，证明了人脑在受到引起情绪变化的气味刺激时，这些区域参与了大脑情绪变化的反应。

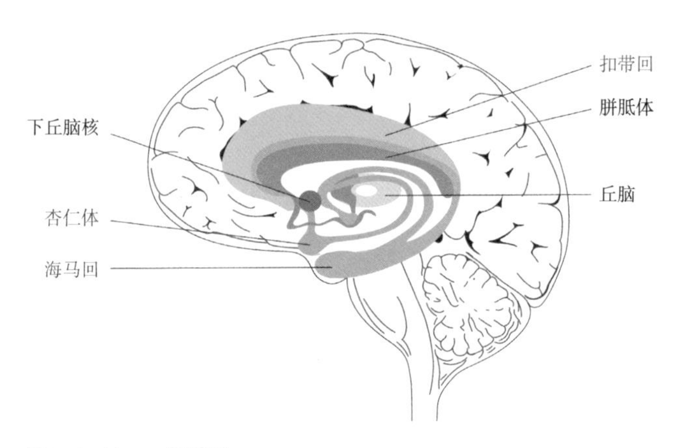

图 3-4　Papez 环路图

3.3.3 嗅觉与记忆

人对气味的记忆相当牢固，可以持续很多年，远远长于视觉带来的记忆。医师常常会使用气味疗法唤起失忆患者的语言，以及与之相应的点滴生活记忆。然而，气味这种难以用语言形容的感官体验，常不能被有序、理性的记录。长期以来，人们对于气味记忆的形成及维持的理解和认识还处于十分低级的水平。与视觉、听觉等感觉相比，嗅觉是最古老、最原始的感觉。嗅觉中枢属于神经系统的原皮质，有高度的保守性。嗅觉系统通过感知外界环境的化学信号，辨别相关气味的方位寻找食物、辨别安全与危险、参与情感交流；同时，嗅觉与其他行为相互作用，构成嗅觉学习和记忆的复杂生理过程。

生活中常有这样的事情，人闻到某种气味，就会回想起过去也伴随着这种气味发生的某个场景，许多细节都会生动鲜明起来。有学者开展过这样的一个嗅觉实验，在实验中给受试者展示一系列图片，每展示一张图片的同时释放与图片内容无关的某种气味让受试者闻到，使得受试者把它们联想起来。比如，看到一张鸭子图片的时候闻到玫瑰花香，就像鸭子走进一座玫瑰花园。然后，向受试者再次展示那些图片，这次没有气味相随，还夹杂一些新图片，同时，利用核磁共振成像技术对受试者的大脑进行扫描，发现受试者看到熟悉图片时，海马区和负责处理气味的梨状皮质区（嗅觉中枢）都被激活，但在观看新图片时则没有这种反应。因此可以认为，与某件事相关的记忆是分散存储在大脑中各个感觉中心的，但回想起某件事来是由大脑的海马回执行的。如果一种感觉刺激令人产生某一回忆，那么由其他感受器官感知和记忆的场景也会触发回忆。

嗅觉与记忆相连，应当区分两种联系，一种是先天的联系，另一种是后天习得的联系。前者指的是人或者某些动物一生下来就具有的某种感觉功能，而后者是指要学习才能获得的某种感觉与记忆的联系。嗅觉与记忆相关是因为大脑中的嗅觉中心与记忆既有先天的联系，又有后天习得形成的联系，也就是先天的大脑神经发育与后天行为都有可能让嗅觉与记忆联系在一起。

人的大脑中除了海马区与记忆功能有着直接关联外，另有一块控制嗅觉的功能区（嗅觉中枢）可能也与记忆密切相关。有研究表示，人类的记忆并非总是由海马区负责，而是由多个大脑皮质区域负责。比如，嗅觉中枢也参与了部分记忆功能；人的海马区在发育后具有记忆功能时，嗅觉中枢也同样发育成既具有感觉气味功能，也具有部分记忆功能。因此，嗅觉中枢的功能是双重的，同时与海马区的记忆功能是同步的。人的视觉与记忆的联系也具有先天的大脑神经基础，也就是说，海马区的记忆功能与嗅觉中枢和视觉中枢可能有产生同步反应的神经基础，因而才会在看见或者闻到某种东西的气味时，记忆起自己曾经经历过的事件或自己做过的事。

嗅觉、听觉、视觉、触觉甚至味觉等与记忆的联系并不是先天就会产生的，是有了这些联系的神经基础后，在后天的生活中形成的。如儿时在姨妈家吃的炖肉，当时的气味与自己和他人所做的事情同时储存进大脑的海马区、嗅觉中枢，于是在以后的日子里，一闻到炖肉的气味，海马区和嗅觉中枢就会同步活动或被激活，于是伴随着气味的记忆就一一浮现在脑海中，历久弥新。研究人员还发现，引起这种联觉现象的是眼耳鼻舌身这些感受器的相应的大脑皮质区域与海马区的同步活动，而且大脑中控制感觉的杏仁体也会传递记忆和感知信号，刺激海马区和杏仁体同步活动，从而加深记忆。法国某一嗅觉治疗实验室表明，他们运用的气味疗法在帮助失忆者唤醒沉睡的记忆方面取得了成效。据介绍，对于因大脑受外伤而失忆的患者，大脑皮层的兴奋能激发记忆，而一定的气味正好能联系患者的某些回忆，这就是气味治疗法帮助患者寻找失去记忆的原理。

3.3.4 嗅觉与情绪

气味通过嗅觉影响人的身心。植物中散发的香气内含有多种成分，不同成分产生的生理功效也不同，同时植物的香气也能够直接影响人的心理和情绪。许多研究指出，气味会对人产生一定的生理作用：气味能够改变肌肉的力量、呼吸和脉搏的节奏，还能够影响人的视觉和听觉，对于人体的情绪、记忆、血压、脑电波等也有很大的影响。一种美好的气味可以放松人的心情，一种令人讨厌的气味则会令人不甚愉快。气味对情绪与记忆等的影响，正是因为处理气味的嗅觉中枢与大脑的情绪和记忆区有密切联系。

所谓情绪，它是人对客观事物的态度体验及相应的行为反应；是以个体的愿望和需要为中介的一种心理活动；是人和动物受情景刺激，经过判断是否符合自己的生物性需要后，产生的行为、生理变化和对事物态度的主观体验。当客观事物或情境符合主体的需要和愿望时，就能够引起人们满意、愉悦、热情等积极、肯定的情绪；若客观事物或情境不符合主体的需要和愿望时，就会使得人们产生不满、郁闷、悲伤等消极、否定的情绪。由此可见，情绪是个体与环境之间某种关系的维持或者改变。情绪的分类方法很多，一些学者认为有六种基本情绪：爱、喜悦、惊奇、愤怒、悲伤和恐惧。这六种基本情绪也可以从不同的角度再行划分（评价维度：正面或负面），比如前三项是正面的情绪体验（爱、喜悦、惊奇），后三项是负面的情绪体验（愤怒、悲伤和恐惧）。

人的情绪是由独特的主观体验、外部表现和生理唤醒三部分组成的。主观体验是个体对不同情绪和情感状态的自我感受，外部表现是主观体验的外部表现形式，即表情，可分为面部表情、体态表情和言语表情。人的主观体验与外部反应存在着某种相应的关系，即某种主观体验是和相应的表情模式联系在一起的，如愉快的体验必然伴随着欢快的面容或手舞足蹈的外显行为。生理唤醒则是指情绪产生时的生理反应，是一种生理激活水平，不同的情绪生理激活水平不同，比如愤怒时心跳加快、血压升高等。人们常常受外来的诱因或内在的意念影响产生情绪压力，而情绪压力可以直接或间接触发多种身体症状和疾病。据美国疾病防控中心介绍，有高达 90% 的疾病与情绪压力有关，长期的情绪压力会降低身体的免疫功能，使个体更容易感染疾病。研究表明，情绪压力还会引发心脏病、高血压及一些皮肤病（如，荨麻疹、痤疮和湿疹等）。人们普遍认为，情绪压力是导致日常疼痛（如，头痛、背痛和胃痛等）及其他健康问题（如，腹泻、睡眠不足和性欲减退等）的一个常见原因，情绪压力还会刺激食欲，导致体重增加。

根据情绪压力的不同表现类型，对芳香精油的选择也不同。当主导情绪是恐惧和紧张时，宜选择能够缓解恐惧情绪，安抚放松神经的精油，提升副交感神经的作用，改善交感神经过度亢奋的状态。比如在实践中，香蜂草精油、甜马郁兰精油都有不错的改善效果。

香蜂草精油学名 *Melissa officinalis*，带有柠檬香气，清新香甜，可降低高血压，使心跳平和，对痉挛、疲惫很有帮助。甜马郁兰精油学名 *Origanummajorana L.*，具有独特的药草植物味，它对于现代人因为工作压力大、生活节奏快而引起的自律神经失衡，有很大的帮助。有人累到睡不着，就是身体和意识都很疲惫，但是头脑却充满各种杂念，这时用甜马郁兰进行香薰，或者复方油按摩都会有不错的效果。另外，由于甜马郁兰精油可以帮助抑制交感神经兴奋，从而影响到我们的心跳、血液循环、血压等，对于心悸、高血压等症状也有很好的缓解效果。

这几年“脑肠轴”的概念被越来越多人关注。脑肠轴通俗的意义是指大脑与肠道之间有着密切的联系，可以相互影响。比如神经中枢可以直接指挥消化道的功能（也可以通过迷走神经，以及内脏神经来进行控制），而如果存在有肠道方面的异常疾病，也有可能会影响大脑的功能正常发挥。由于每个人身体状态不同，有些人的情绪焦虑状态会表现为肠胃不适，时而腹泻时而便秘，整个消化系统运作出现混乱的状态，这也就是这几年高发的肠道激惹综合症。因此，若使用植物精油来缓解脑肠轴问题，我们选用的精油除了能安抚镇定情绪，还需有靶向消化系统的作用。实践中我们发现甜罗勒精油稀释为 3%~5% 浓度涂抹在整个腹部，改善效果非常不错，这和它含有舒缓情绪的甲基醚蒌叶酚的醚类物质有关；甜罗勒也经常用于烹饪中，这就是同时运用了精油的天然化学成分的药理特性和植物本身的食材属性。

当我们的不良情绪以“沮丧”和“悲伤”为主，被一种否定消极的自我概念包围的时候，可以考虑佛手柑精油、松精油等。佛手柑精油的学名 *Citrus bergamia*，它经常被调香师用于香水的前调（在古龙水中被大量运用），带来既舒适放松，又清新明亮的香调。其主要成分是乙酸沉香酯和沉香醇，可安抚身心，舒缓释压，专治各种不开心。佛手柑还有一种特殊成分——呋喃香豆素，主要是佛手柑内酯及佛手柑素，能给人带来阳光的能量，消除阴暗沮丧的情绪。而松精油则是以天然左旋柠檬烯、派烯为主的精油，气味上具有穿透性，从药理性来说可以激励肾上腺，在情绪上给人以提振、鼓舞和亢奋，提升自信、促进活力、增加承担责任与抗压的能力。

很多时候我们使用精油疗愈情绪也并不总是以单一精油来进行，有时候也会考虑气味的调和以及天然化学成分的协同性。使用精油疗愈情绪的主要方式是空间扩香、精油泡浴和稀释后涂抹身体。有意思的是，不同人对于同一精油的情绪感受会有不同，甚至是同一个人在不同时期的气味感受和情绪影响也会不同。这和个体的身体情况、不良情绪严重程度、作息饮食、生活记忆等都息息相关。

3.4 嗅觉的人因工程学研究

大脑是人类一切高级行为的物质基础，揭开人脑活动的奥秘是21世纪一项伟大的科学探索。随着科学技术的不断进步，人们对大脑功能认识的研究日渐深入，设计和改进人－机－环境系统，使系统获得较高的效率和效益，同时保证人的安全、健康和舒适的要求日益急迫，因此，人因工程学在各个行业都蓬勃发展起来。

3.4.1 人因工程学

这一学科可以说是与各行各业都有关系。例如，制造业中比较关心的如何确保安全生产并提高工人工作效率的问题；神舟系列飞船设计中需充分考虑航天员在飞行中“安全、高效、舒适”的问题；IT 产品如何做到更人性化、更智能化的问题等，以上这些都离不开人因工程学在其中的应用。嗅觉环境设计，同样也离不开人因工程学。

英国是世界上开展人因工程学研究最早的国家，但人因工程学的奠基性工作实际上是在美国完成的。1947 年 7 月 12 日，英国海军成立了一个交叉学科研究组，专门研究如何提高人的工作效率问题，现在人们把这个日期作为人因工程学的诞生之日。后来在 1950 年 2 月英国海军部的一次会议上，通过了用“Ergonomics”这一术语来表述人因工程学。

人因工程学（Ergonomics Engineering）也称为人类工效学、人机工程学，目前国内外还没有统一的名称。它是研究人 - 机 - 环境三者之间相互关系的学科，其目的是使设计的机器和环境系统适合人的生理、心理等特点，以人工作生活中的优化问题作为主要目标，从而达到使人安全、高效、健康和舒适的工作、生活。通俗来讲，它就是一门让生活工作变得更美好的学科。

利用人因工程学来研究嗅觉环境对人情绪的影响，主要考察的是在不同的气味环境下，人体的各种生理指标的反应，通过实验测试结果来指导嗅觉环境的设计。在实验研究中，我们主要考察的生理指标为脑电信号、皮电信号、皮肤温度、呼吸、心率、脉搏，后面四种生理指标都较好理解，下面就来谈谈脑电信号和皮电信号。

3.4.2 脑电信号

脑神经细胞的活动是兴奋与抑制互相作用、互相转化、互相诱导的过程。大脑在思考问题或处于某一意识任务状态时，神经细胞处于兴奋状态，但若神经细胞长时间兴奋，就会觉得头昏脑涨，这实际上是神经细胞由兴奋转入抑制状态，大脑自我保护的体现。那么，在不同状况下，脑神经细胞的交互活动，是否能被我们监测到呢？了解人体的脑电反应，对嗅觉环境的设计又有什么指导作用呢？要回答以上的问题，我们先来了解一下脑电信号（electroencephalogram，EEG）。

1. 脑电信号的发现

脑电信号是通过电极记录下来的脑细胞群的自发性、节律性电活动，它是由许多神经元细胞外电流产生的电场总和。脑电的研究始于生物电的发现。1786 年，意大利博洛尼亚大学（Bologna University）的解剖学教授 Galvani 观察到青蛙外周神经和肌肉的带电现象，从而发现了生物电，并创立了生物电学说。Galvani 教授也被视为现代电生理学的奠基人。1875 年，英国利物浦皇家医学院助教 Richard Caton 首先在兔脑上观察到了自发脑电反应，并于同年 8 月，在英国《医学杂志》上以“脑的电流”为题发表了相关研究。15 年后，波兰克拉科夫雅盖隆宁大学（Jagiellonian University of Krakow）的 Adolf Beck 也独立发现了狗和兔子的皮层脑电活动，并在他的博士论文中首次提出了脑电的去同步化过程的概念。这些早期的动物脑电研究无疑为人脑自发电活动的发现奠定了坚实的基础。

最早的人类头皮脑电图是德国耶那（Jena）大学精神科教授

Hans Berger 博士于 1924 年在他的儿子头皮上测得的。直到 1929 年，他才将自己的研究成果公开发表。Berger 博士首次记录到了人类的脑电活动，并第一次将脑电活动命名为 Electroencephalogram（EEG）。由于 Berger 在脑电研究上的卓越贡献，他也被后人称为“人类脑电图之父”。事实上，EEG 在头皮、皮层表面或皮层内都可以记录到，这里所说的最早的人类脑电图是指头皮脑电。

Berger 第一次记录人的脑电活动时，是用 2 根白金针状电极通过头部外伤患者的颅骨缺损部插入大脑皮层获得的记录。后来他又证实，这种电活动不需要把电极插入脑内，通过安置在头皮上的电极也同样可以记录到，这就是后来临床使用的脑电图，也使得脑电成为日后无创检测实验的首选方法之一。虽然 Berger 的成果如此令人兴奋，但当时却不被大多数的生理学家和神经病学家所承认，主要原因有两个：其一，当时的生理学家着重于研究末梢神经纤维的电活动，而研究中枢神经系统电活动的学者较少；其二，当时各个学者对于脑电特性的认识不统一。直到 1933 年，英国的著名生理学家 E.D.Adrian 男爵（1934 年的诺贝尔奖获得者）在当时设备最完善的剑桥大学生理学研究室与 B.Mathews 一起研究了脑电图，肯定了 Berger 的有关研究，之后脑电研究才得以快速发展，并被推广到了全世界。1958 年，英国伦敦大学的美国学者 Dawson 研制出了一种用于平均瞬时脑诱发电位的处理装置，开创了脑诱发电位记录技术的新纪元，他也被后人称为临床脑诱发电位（Evokedpotential，EP）创始人。脑诱发电位是对被试者施以某种有规律的外界刺激（声、光、气味、图像、触觉等）时，在大脑相应的部位诱发出的一种电信号，它的发现为脑电研究另辟蹊径，被称为“窥视精神之窗”。

2. 脑电信号的形成

大脑皮层是大脑信息处理的中枢，约由 1000 个神经元组成，典型的神经元由细胞体、树突和轴突三部分组成。当神经元接受其他神经元发来的信号并超过阈值时，就会发出神经脉冲，神经元的轴突终末与其他神经元的接受表面形成各种突触，实现神经元间的信息交换。一个典型的神经元可能有 1000~10000 个突触，能接受来自 1000 个其他神经元的信息。单个神经元产生的电场是十分微弱的，要产生能被探测到的电场，就需要大量神经元电场的总和。如果神经元产生的电场各自独立，杂乱无章，就会相互抵消，所以要产生较大的电场，就要求神经元电活动在时间、空间上的一致。空间上的一致主要由于皮层Ⅱ层、Ⅴ层的锥体细胞的树突排列方向一致，此外，神经元群体的空间结构、细胞间的连接以及细胞外电场的空间形状也和脑电的产生有关。大量神经元时间上的同步化活动是脑电中出现节律样波形的可能原因。在大脑中有些神经元自身会产生节律样活动，类似于心脏起搏点的细胞。许多自身没有节律性的细胞通过兴奋或抑制的连接，与起搏点细胞形成网络。这些网络在起搏点细胞控制下,能形成同步化的活动,人们称这些网络为“神经元振子”。神经元振子的频率与构成振子的神经元的内在频率不一定有关。有证据显示当接收外来刺激或内部的信号输入时，各振子之间会发生同步化。脑电信号就是由皮层内大量神经元突触后电位（包括兴奋性突触后电位和抑制性突触后电位两种）总和所形成的，是许多神经元共同活动的结果。

大脑皮层的电活动主要有两种形式：自发脑电和诱发脑电。自发脑电是当没有给被测对象特别刺激时，在特定大脑皮层产生的特定频率的脑电活动，即在无明显刺激的情况下，大脑皮层经常性自发产生的节律电位变化；而诱发脑电是在给予特定刺激时诱发引起的脑电位变化，诱发电位可由外源性刺激诱发，包括视觉诱发、听觉诱发、嗅觉诱发和触觉诱发，即感觉传入系统（包括感觉器官、感觉神经和感觉传导途径）受刺激时，在皮层某一局限区域引起的电位变化，可称之为皮层诱发电位。大脑国际标准点位和脑电帽如图 3-5、图 3-6 所示。

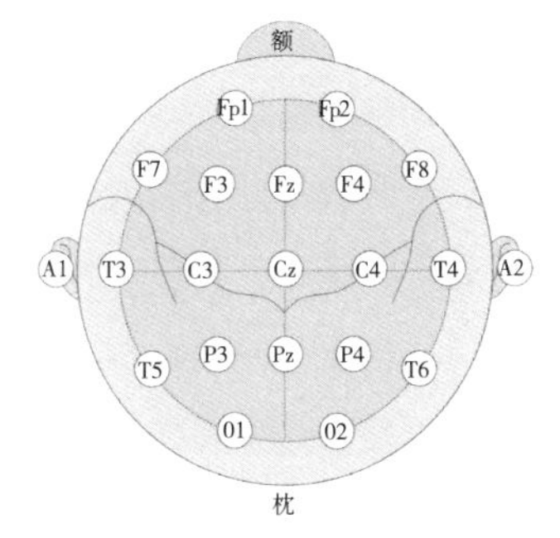

图 3-5　脑电帽国际标准电位图（10-20 系统）

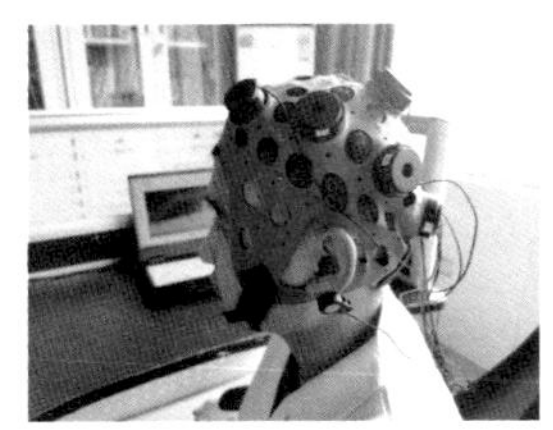
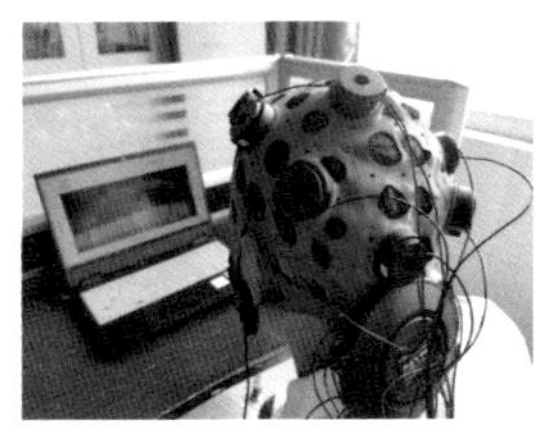
图 3-6　脑电帽示意图

3.4.3　几种典型的脑电波

人们很早就在脑电中发现各种节律，根据这些节律的频率进行分段，可以将脑电图记录分为 4 种简单周期波，即 α 波、β 波、θ 波和 δ 波。

α 波　频率为 8~13Hz，波幅为 10~100μV。成年人觉醒且静息闭眼时，在头皮的任何部位都可记录到，尤以枕叶及顶叶最为明显，它是正常成年人脑电图的基本节律。如果没有外加的刺激，频率相当恒定。在 α 波中，波幅由小变大，然后由大变小，类似梭形。大脑两半球的 α 波是对称的，但占优势的半球 α 波幅稍高。80%的正常成年人静息闭眼时脑电图以 α 波为主，同一受试者的 α 波在各时期都是恒定的，变化一般在每秒 1 次以内，当感受刺激，如光刺激、气味刺激或有意识的视觉活动及有目的的智力活动时，α 波受到抑制，由低电压的 β 波取代。

β 波　频率为 14~30Hz，波幅为 5~20μV。β 波与人体精神紧张程度和情绪激动程度有关，它所代表的是大脑的一种兴奋唤醒状态。在精神放松时，β 波受到抑制或消失，所以 β 波被作为情绪稳定性的指标来反映人的情绪表现，在额、颞、中央区活动最为明显。当人受到外部刺激或进行思考时，在皮层的其他区域也会出现 β 波，当人从睡梦中惊醒时，原来的慢波节律会立即被 β 波所替代。

θ 波　频率为 4~7Hz，波幅为 20~100μV。θ 波的出现是中枢神经系统抑制状态的一种表现，容易发生在受到刺激的成年人或精神病患者中。当成年人意愿受挫或产生抑郁情绪时会出现，它主要在顶叶及颞叶较明显。清醒的正常成年人大脑，一般记录不到 θ 波，但成年人在困倦或睡眠期时也可能出现 θ 波。

δ 波　频率为 0.5~3Hz，波幅为 20~200μV。δ 波的出现表示大脑处于无梦深睡状态，是婴儿大脑的基本波形，也发生在智力发育不成熟或在极度疲劳和昏睡状态下的成年人，还会在生理性慢波睡眠状态和病理性昏迷状态见到。δ 波主要出现在颞叶与枕叶，正常的成年人睡眠期也会检测到 δ 波。

一般将 θ 波和 δ 波称为慢波，α 波和 β 波称为快波。当然，除了上面提到的 EEG 信号的这四种基本节律外，还有一些节律和波形也是非常重要的，比如，μ 节律、K 节律、λ 波、顶尖波和棘波等。这几种节律中，与气味环境研究有关的为 K 节律（记忆与思维时最易出现）和顶尖波（常出现于浅睡期）。通常认为不同的节律是由不同的神经元振子产生的。在实际记录的脑电图中，并不是一种单一的节律，常是两种及以上不同节律的波同时存在，尤以 α 波与 β 波同时在一个部位出现的情况较为常见。脑电在现象上随着生理、病理以及意识状态的不同而有所改变，在机制上是由于皮层神经元的电活动而产生，它包含了皮层神经元活动的信息。因此，在不同的气味对人情绪的影响研究中，我们可以通过脑电测试去了解大脑的工作情况，判断气味对大脑的作用是抑制的还是兴奋的，从而指导嗅觉环境的设计。

3.4.4 皮电信号

情感计算赋予了计算机类似人类观察、理解和生成各种情感特征或感知情感的能力，情感识别则赋予了计算机识别人类当前情感状态的能力，使得计算机能够更好地为人类服务，这在情感智能领域中成为一种必然趋势。任何一种情感状态都可能伴随几种生理或行为特征的变化，而某些生理或行为特征也可能起因于某些情感状态的改变。按照情感对人体的积极与消极作用，可以将其粗分为由喜、乐等代表的正性情感和由怒、惧等代表的负性情感。人处于负性情感时，血压、心电、呼吸等生理指标会发生明显的改变，同时在机体内部，它会引发神经系统、内分泌系统和免疫系统的变化，人体的内在系统会因此失去原有的平衡。相反，处于正性情感的人体内组织的供氧量会大幅增加，并使人具有更高的工作效率。生理变化是由人的自主神经系统和内分泌系统支配，很难受到人的主观控制，因而应用生理信号，如血压、血氧饱和度、脉搏、皮肤电阻、心电、肌电、脑电、心率、呼吸、瞳孔直径等进行情感识别具有客观性。通过对生理信号的分析，可以识别出人类的真实情感。

19 世纪，Tarchanoff 实验发现了皮肤电反应信号（皮电信号），实验发现在人的皮肤不同两点上贴正极和负极贴片，然后连接到高灵敏电表上，电表指针会有明显的摆动。实验表明，皮肤是存在电位差的，其电位可随视觉、听觉、触觉、嗅觉等刺激以及情绪波动而变化，这一过程称为皮肤电反应（GSR）。该现象依赖自主神经活动引起皮肤内血管的收缩或舒张，以及受交感神经节前纤维支配的汗腺活动变化。当受试者身体的任何部位受到刺激，或处于有情绪的状态下，其内分泌系统将随之受到影响，导致交感神经系统发生变化，血管舒张，皮肤汗腺分泌增加，使得皮肤电阻减小，皮肤电导增大；当受试者受到的刺激减少或情绪稳定后，汗腺分泌逐渐减少，皮肤电导会下降到正常水平。因此，GSR 记录了人体皮肤电导的变化,反映了人体的交感神经系统的变化过程。在众多生理信号中，皮电信号是反映人的交感神经兴奋变化的最有效、最敏感的生理指标之一，是研究人的情绪变化的生理指标，也是国际上最早、最广泛应用并得到普遍承认的多导心理测试指标。

人体是一个有机的整体，心理过程和生理过程相互影响。近年来采用多项生理指标的综合评价来反映人体的情绪变化也已经成为国内外研究的热点。人情绪的变化必然引起脑电信号和生理信号的变化，因此，我们在研究空间嗅觉环境对人情绪的影响时，除了要考虑人的主观感受，还需要结合人体的各种生理指标的客观参数值，这样才能使空间嗅觉环境的设计更加科学合理，也为营造健康人居环境提供了理论依据。

3.4.5　嗅觉环境对人情绪影响的实验研究

目前，我们研究嗅觉环境对人情绪的影响，需要人的主观反应（问卷调查）与客观数据（人体的生理指标）相结合，主要的实验过程如图 3-7 所示。

具体流程如下:

（1）选取某一单方精油或者复方精油，通过气相色谱质谱联用仪（GC-MS）测试来明确所选取精油的主要成分，而后进行嗅吸实验。

（2）实验场所为两个相同空间，其中一个空间按室内环境香气浓度标准要求进行合理扩香，另一个空间不进行扩香，如图 3-8 所示。

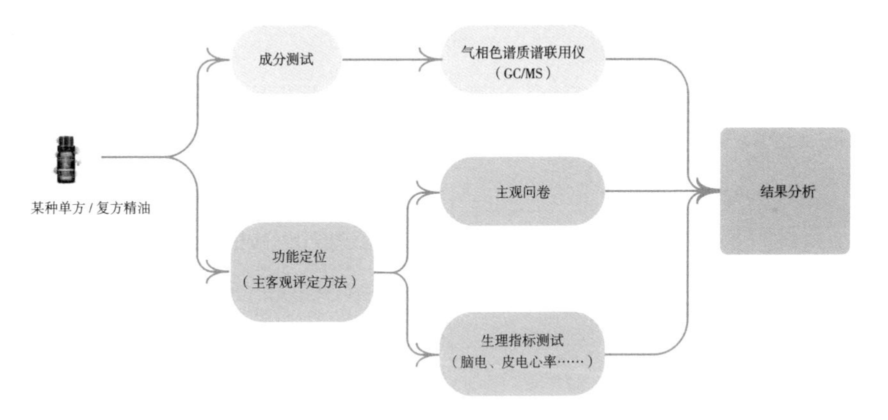

图 3-7　实验研究流程图

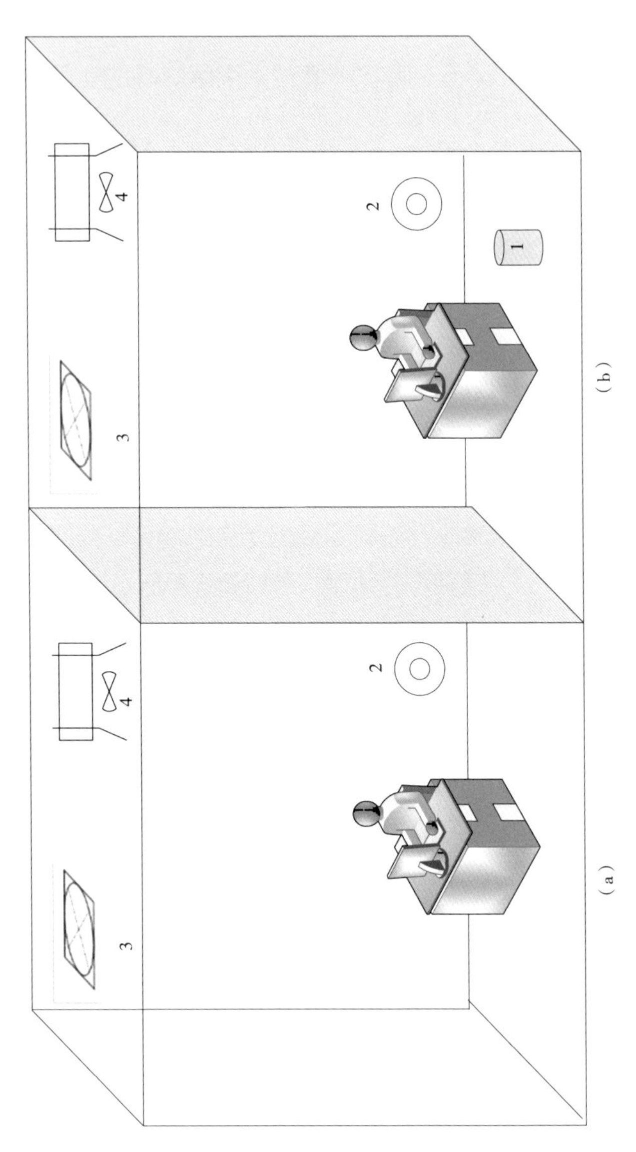

图 3-8　实验示意图

(a) 实验舱 1；(b) 实验舱 2

1—扩香机；2—排风口；3—送风口；4—空调

（3）招募一定数量的受试者，分别测试嗅吸空白组（无扩香空间）、嗅吸不同香气浓度（扩香空间）在不同时间段后受试者的生理指标。实验主要考察的生理指标有脑电信号（EEG）、皮电信号（GSR）、皮肤温度、呼吸、心率、脉搏等的变化情况。

（4）对受试者进行主观问卷调查。

（5）结合受试者的主观问卷调查和客观的生理指标测试数据，探讨所选取的精油，在不同的扩香浓度、不同扩香时间对受试者的情绪影响，并进行结果分析。

实验中我们测试的人体生理指标都属于人因工程学的范畴，通过人因工程学来研究嗅觉环境，能够更直接地反映不同的嗅觉环境对人心理情绪影响的客观表现，为嗅觉环境设计提供数据支撑。

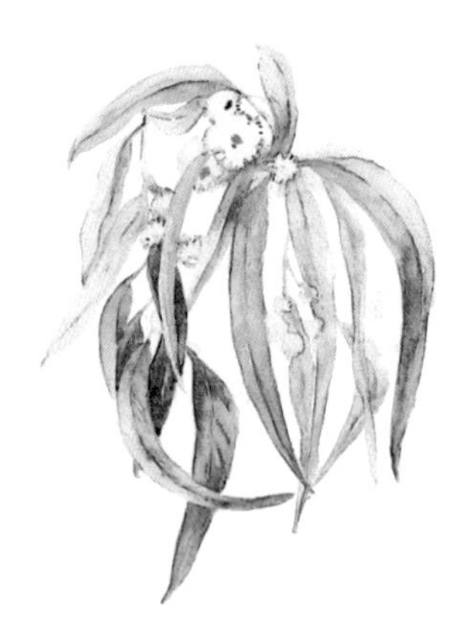

第 4 章

气味物质对环境的影响

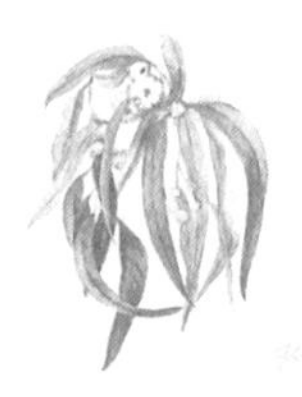

建筑是为人服务的，我们研究建筑环境的宗旨就是以人为本，为人创造舒适健康的环境，提高人对所处室内环境质量的满意度。室内环境包括：室内环境的温湿度、空气质量、光环境、声环境以及嗅觉环境。创造舒适健康的建筑环境，是这几种因素共同作用的结果，而人对环境满意度的评价来自对环境的主观感受和客观参数影响。

客观影响是指环境参数的变化对人体生理健康的客观作用。环境参数包括：环境物理参数（温度、湿度、颗粒物浓度、照度、噪声等），空气中的化学物质（CO_2、CO、甲醛、苯、氨、挥发性有机化合物等），环境放射性污染（氡及其子体等），空气悬浮微生物（细菌、真菌、病毒等）。这些参数有些是人体能够感知的，有些是人体无法感知的，但这些都会对人的健康产生影响。在人居环境中，各国都有室内空气质量标准，同样，我国对室内空气环境也有自己的标准规范，如《室内空气质量标准》GB/T 18883、《民用建筑工程室内环境污染控制规范》GB 50325等。

对室内空气环境进行客观评价，最直观的方法就是采用物质的浓度指标，我们称为阈值。阈值根据暴露时间，通常分为：①时间的加权平均阈值，即 8h 工作日或 35h 工作周加权平均浓度，在该浓度下日复一日停留的人员均无有害影响；②短期暴露极限阈值，即 15 分钟暴露无害；③最高极限阈值，瞬间暴露无害。在精油扩香改善嗅觉环境的同时，也要符合环境中的挥发性有机化合物（VOC）的标准和嗅觉阈值的要求，关于精油扩香浓度的问题，我们将在第 5 章讲解。

人对环境的主观感受来自人的感觉器官对环境刺激的主观反应。人的主要感觉器官有身、眼、耳、鼻、舌等，因而有相应的五类感觉，即体觉、视觉、听觉、嗅觉、味觉。其中，体觉是一个综合概念，它包含了热觉、触觉、痛觉、平衡觉等。对于我们所处的室内环境而言，体觉刺激主要包括空气温度、湿度、风速、热辐射等对人体的影响；视觉刺激主要包括光照度、色温、对比度、视野等对眼睛的影响；听觉刺激主要包括声音的强度、频率、韵律等对耳朵的影响；嗅觉刺激主要是气味环境，香、臭、腥等气味对鼻子的影响；味觉主要用舌面和口腔黏膜来辨别外界物体的味道，基本味觉包括甜、酸、苦、辣、咸五种。环境的主观影响与人对环境的适应性有很大关系，个体差异较大。

因此，一个良好的室内环境，既要满足人们的主观感受，又要符合环境中各种物质的规定指标，实现主观感受和客观因素相结合。美国 ASHRAE Standard 62-1989R 规定，良好的空气环境是指空调空间中绝大多数人（≥ 80%）没有对室内空气表示不满意，并且空气中没有已知的污染物达到可能对人体产生严重健康威胁的浓度。同样，在室内嗅觉环境的营造中，不仅要满足人们愉悦舒心的主观感受，还要符合扩香的浓度要求，实现无污染、无公害、可持续、有助于人的身心健康、环境友好的室内嗅觉环境。

4.1　精油扩香对室内环境颗粒物的影响

影响室内环境的物质种类繁多，归纳起来有几大类，主要为颗粒物、气态物质（VOCs、无机化合物）、放射性物质、微生物等。精油扩散到空气中对这些物质会有怎样的影响呢？本书主要讨论扩散到空气中的精油小分子对空气中的颗粒物、微生物的影响作用。

4.1.1　颗粒物

说到颗粒物，大家不一定熟悉，但提到雾霾，可以说是妇孺皆知，同时也带火了一个相当高冷的术语：PM2.5。一看到灰蒙蒙、脏兮兮的天就会去了解当天 PM2.5 的数值，这已经成为很多人的习惯。PM，英文全称为 Particulate Matter，即颗粒物。根据这些颗粒物的空气动力学当量直径大小可分为 PM10、PM2.5、PM1、PM0.5、PM0.1 等，我们通常说的 PM2.5 指数就是指在 $1m^3$ 的范围内，空气动力学当量直径小于 2.5μm 的颗粒物的含量。虽然 PM2.5 在大气中含量不算大，但对我们的健康和环境的影响很大，同时它也是雾霾天造成能见度降低，让天空看起来灰蒙蒙的“元凶”。PM2.5 数值代表颗粒物的质量浓度，数值越大，说明污染物越多，污染越严重。

室内颗粒物的来源不同，颗粒物的粒径和组成也不同。根据颗粒物的粒径可分为总悬浮颗粒物（粒径≤ 100μm）、可吸入颗粒物（粒径≤ 10μm）和细微颗粒物（粒径≤ 2.5μm）。可吸入颗粒物排放的来源广泛，主要分为人为源和天然源。人为源是指由于人类的活动引起的可吸入颗粒物排放，主要包括汽车尾气、北方地区冬季烧煤供暖产生的废气、工业生产排放的废气、矿石燃料的燃烧、采矿及破碎、施工扬尘、建筑物拆迁爆破扬尘等。天然源包括地面扬尘、森林火灾的燃烧物、沙漠扬尘、土壤尘等。除自然源和人为源之外，大气中的气态前体污染物会通过大气化学反应生成二次颗粒物，实现由气体到粒子的相态转换，比如气态硫酸来自 OH 自由基氧化二氧化硫（SO_2）的气态反应。再如，盐化物会与空气中的水形成盐的水合物（xCl · $y$$H_2O$、$x$$NO_3$ · $y$$H_2O$、$x$$SO_4$ · $y$$H_2O$），随着空气湿度的增加，水合物对 PM2.5 的影响较大。同时，PM2.5 不仅污染空气环境，其对整体气候的影响可能更糟糕。PM2.5 能影响成云和降雨过程，间接影响着气候的变化。大气中雨水的凝结核，除了海水中的盐分，细微颗粒物 PM2.5 也是重要来源。有些条件下，PM2.5 可能“分食”水分，使天空中的云滴都长不大，蓝天白云就变得比以前更少；有些条件下，PM2.5 会增加凝结核的数量，使天空中的雨滴增多，极端时可能发生暴雨。一般认为，人类活动所产生的颗粒物是造成空气质量下降的主要原因。

4.1.2 颗粒物对人体的危害

颗粒物对人体健康的危害与颗粒物的粒径大小和化学组成以及其在呼吸道中沉积部位有密切关系。粒径大小决定了颗粒物能否进

入呼吸道，沉积在哪个部位、产生多大的毒性效应。粒径较大（≥ 30μm）的颗粒物几乎不能进入呼吸系统，对人体的健康危害较小。粒径较小的可吸入颗粒物会随人的呼吸进入呼吸系统，并对人体健康产生较大的危害。不同粒径的可吸入颗粒物在呼吸道各个部位的沉积率的分布如图 4-1 所示。粒径大于 10μm 的颗粒物大部分被阻挡在上呼吸道（鼻腔和咽喉部）。粒径小于 10μm 的颗粒物能穿过咽喉部进入下呼吸道。径为 5~10μm 的颗粒可进入呼吸道中，但会被呼吸道阻挡。粒径小于 2.5μm 的细颗粒物能沉积在肺泡内，进入肺部的气体交换系统，并可能导致与心肺功能障碍有关的疾病（如心血管病），对人体的健康危害很大。

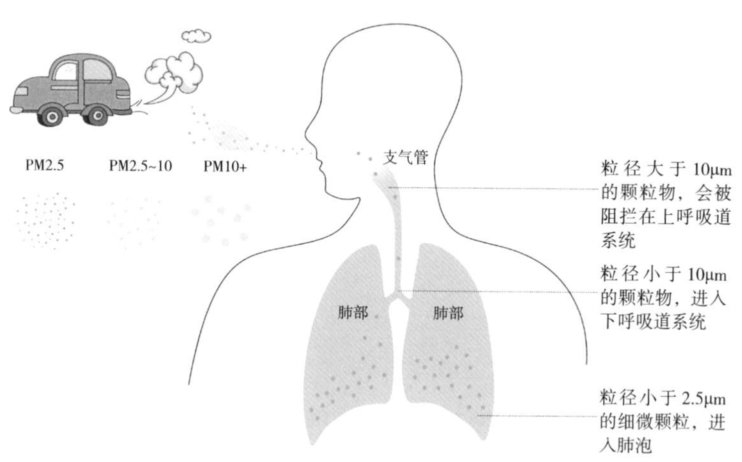

图 4-1　不同粒径的可吸入颗粒物在呼吸道各个部位的沉积率分布图

除此之外，颗粒物还是藏污纳垢的地方。可吸入颗粒物分散度高、比表面积大，具有很好的化学活性、很强的吸附性和很强的凝聚核，是有毒有害元素和烃类化合物的主要载体。比如空气中的有毒金属、酸性氧化物、有机污染物、细菌、病毒等都会附载在颗粒物上，而这些多为致癌物质和基因毒性诱变物质，随着颗粒物进入人体，危害人体的健康和安全。颗粒物对人体健康的危害包括：对呼吸道的毒害作用，损害下呼吸道和肺泡的功能，影响机体的免疫功能；吸附有害气体产生协同毒害作用，吸收太阳辐射产生致突变性和致癌性。

2012 年联合国环境规划署公布的《全球环境展望 5》指出，每年约有 70 万人死于因臭氧导致的呼吸系统疾病，有近 200 万的过早死亡病例与颗粒物污染有关。《美国国家科学院院刊》（PNAS）发表的研究报告称，人类的平均寿命因为空气污染很可能已经缩短了 5 年半。2013 年 10 月 17 日，世界卫生组织下属国际癌症研究机构发布报告，首次指认大气污染对人类致癌，并视其为普遍和主要的环境致癌物，空气污染作为一个整体致癌因素被提出，它对人体的伤害可能是由其所含的几大污染物同时作用的结果。

颗粒物已经成为我国城市大气环境的首要污染物，尤其是可吸入颗粒物的污染问题不容忽视。目前，在工业生产和居民的生活工作中，会看到各种各样的除尘净化设备。本书对于净化设备不展开叙述，我们来看看当我们居家使用精油扩香时，会对空气中的颗粒物起什么作用？

4.1.3 精油扩香对颗粒物的作用

目前，家用的扩香设备大多数属于超声波雾化扩香。超声波雾化除尘技术常用于空气净化，它是基于蒸汽相变团聚原理改进的新型除尘技术，利用超声波雾化装置产生的微细水雾来进行微细颗粒物捕集。超声波雾化扩香对环境颗粒物的去除具有一定的辅助效果，其机理就是源于超声波雾化除尘技术，主要涉及三个关键理论：微观云物理学原理（蒸汽相变团聚原理）、斯蒂芬流输送机理、空气动力学原理。

超声波雾化除尘原理具体如下：

（1）微观云物理学原理

超声波雾化捕集粉尘原理主要涉及云雾形成的微观背景知识、云的微物理学特征、核化理论、云雾滴凝结增长理论、降水的宏观特征和动力学特征等。超声波雾化除尘所涉及的微观云物理学知识主要是核化理论，即水蒸气与凝结核混合形成极微细液固滴（凝结核表面形成超薄的水膜）的过程，如图 4-2 所示。一般温度条件下，气态水变为液态水的过程，必须有核的参与。核的来源广泛，但并不是任何固体微粒都能起到核的作用。即使那些能起到核作用的固

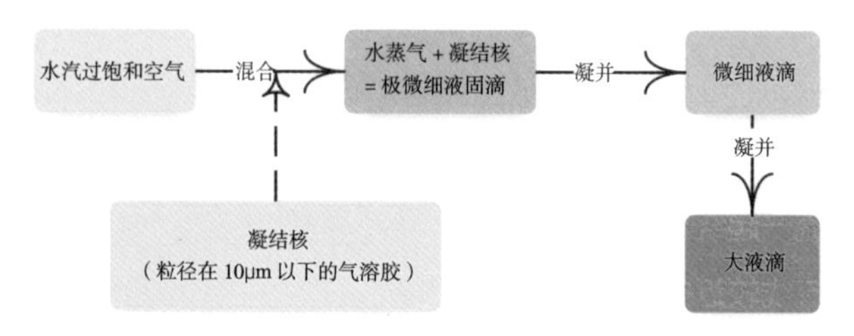

图 4-2　微观云物理学的降水过程示意图

体微粒，也必须尺度较小，能较长时间悬浮在空中。只有半径小于10μm的核，才具备这种条件。可吸入颗粒物的粒径小于10μm，满足微观云物理学对“核”的要求。

（2）斯蒂芬流输送原理

当蒸汽在某凝结核上凝结时，造成凝结核周围蒸汽浓度的不断降低，形成由周围向凝结核运动的斯蒂芬流。由微观云物理学原理可知，可吸入颗粒物（呼吸性粉尘及微细水雾本身）满足“凝结核”的要求。因此，在凝结核周围的其他可吸入颗粒物，必然会在斯蒂芬流的输送作用下向凝结核方向运动，接触并粘附在凝结核上被捕集，从而实现颗粒物凝并作用，最终形成大颗粒。

（3）空气动力学原理

根据空气动力学原理，含尘气流绕过雾滴时，尘粒由于惯性会从绕流的气流中偏离而与雾滴相撞被捕捉，即通过粉尘粒子与液滴的惯性碰撞、拦截以及凝聚、扩散等作用实现捕捉，其被捕捉的概率与雾滴直径、粉尘受力情况有关。雾滴大时，尘粒仅仅是随气流绕过雾滴而未被捕集。雾滴与尘粒粒径相近时，更容易与尘粒相撞、捕集。超声波雾化正是应用这一原理产生10μm以下与微细颗粒物直径相近的雾滴来捕集粉尘。通常认为气流中的微粒随着气流一起运动，很少或者不产生滑动，但是若有一静止的或者缓慢运动的障碍物（如纤维等）处于气流中时，则成为一个靶子，使气体产生绕流，继而使某些微粒沉降到上面。微粒能否沉降到靶上，取决于微粒的质量及相对于靶的运动速度和位置。如图4-3所示的小微粒1，随着气流一起绕过靶；距停滞流线较远的大微粒2，也能避开靶；距离停滞流线较近的大微粒3，因其惯性较大而脱离流线，保持自身原来运动方向与靶碰撞，继而被捕集，通常将这种捕尘机制称为惯性

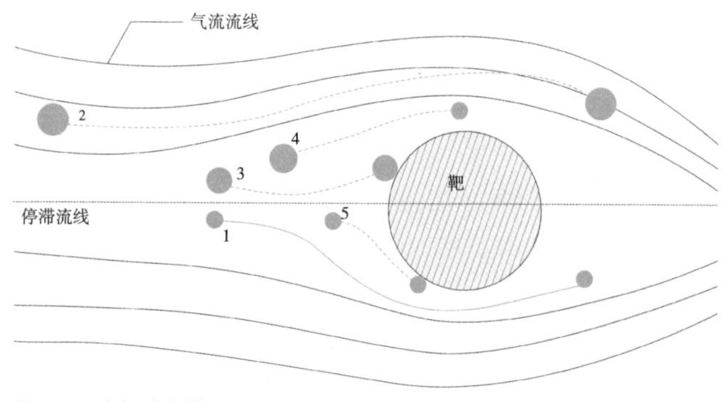

图 4-3　空气动力学原理图

碰撞；微粒 4 和微粒 5 刚好避开与靶碰撞，但微粒 5 的表面与靶表面发生接触，并被捕集下来，这种捕尘机制称为中途拦截。

超声波雾化扩香设备之所以能够起到辅助除尘的效果，也是基于以上三个原理，主要过程为：①超声波雾化扩香设备产生的雾滴粒径较小，基本也是微米级的，在空气中蒸发速率快，易在其周围形成过饱和蒸汽相。微细颗粒物进入到此相中，作为凝结核与周围水蒸气发生冷凝凝并，形成粒径较大的团聚体；②颗粒物周围的水蒸气浓度降低，水蒸气由浓度高的地方涌向此处，形成斯蒂芬流，进一步促进颗粒物与水蒸气的凝并；③根据空气动力学原理，凝并后形成的团聚体、超声波雾滴和微细颗粒物在流动的气流中发生动力凝并，超声波雾滴在拦截效应、惯性效应、扩散效应等作用下，对微细颗粒物及团聚体进行捕集，进而形成粒径更大的大液滴。部分液滴质量较大，由于重力作用，脱离气流进而沉降，而未达到沉降质量的雾滴和颗粒物可以通过后续的常用除尘装置得到进一步的净化。

可吸入颗粒物吸附的有毒有害气体，在其表面形成气膜，阻碍水雾对颗粒物的湿润。超声波产生的微细水雾粒径小，与空气接触面积大，蒸发率高，能使含尘区的水汽迅速达到饱和，提高周围环境中水蒸气分压比，从而使得水蒸气更易吸附在颗粒物上。水蒸气在颗粒物表面形成一个薄薄的水膜，使颗粒物具有亲水性，改善颗粒表面的润湿性、提高颗粒的黏性。精油的黏度相对较大，进一步增加了颗粒-雾滴或颗粒-颗粒凝并成为大颗粒的概率，便于粉尘的去除。这种机理对抑制亚微米及微米级的颗粒物特别有效。

4.1.4 精油扩香对颗粒物影响的实验研究

超声波扩香设备主要的用途是改善我们生活场所的气味环境，其雾化量决定了它只能起到辅助去除颗粒物的作用，不能代替净化器。作者所在研究团队对精油扩香辅助除尘进行了相关的研究，具体内容如下:

1. 选用两个完全相同的实验舱，如图 4-4 所示，实验舱 1 只使用空气净化器除尘，实验舱 2 使用超声波扩香设备和空气净化器共同进行除尘。

2. 使用激光粒子计数器测量不同时间两个实验舱的颗粒物数量。

3. 实验结果如图 4-5 所示，随着时间的变化，在不使用任何设备时，空气中的颗粒物由于自由沉降也会发生一定的衰减；在净化器开启后，颗粒物的量急剧下降，减少了 90% 左右；而在扩香设备和净化器同时开启时，颗粒物的量减少了 95% 左右。扩香设备提高了净化器的净化效率，起到了辅助除尘的效果。

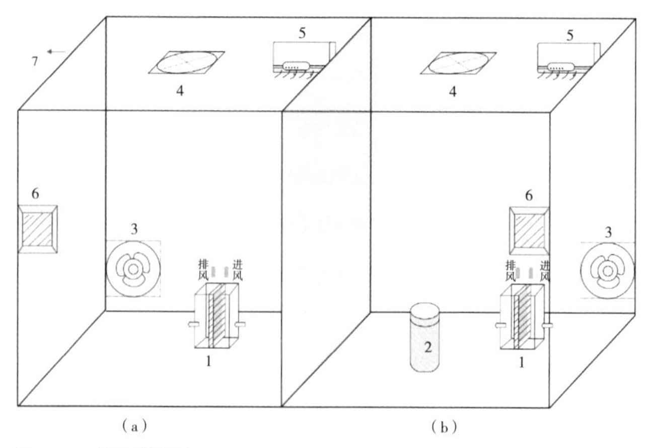

图 4-4　实验模拟图

（a）实验舱 1；（b）实验舱 2

1—净化器；2—扩香机；3—排风口；4—送风口；5—空调；6—传送窗

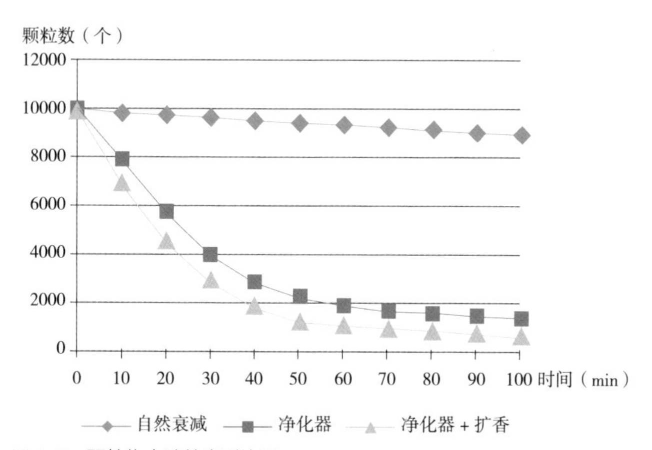

图 4-5　颗粒物去除效率对比图

因此，当我们使用超声波扩香设备时，除了改善气味环境，对空气净化也有一定的效果，主要表现在：①提高后续净化器的除尘效率；②精油可以有效抑制或者杀灭颗粒物上的微生物；③增强颗粒物的黏性，增大颗粒物凝并的概率，增加颗粒物的当量直径，从而使得颗粒物进入呼吸道的位置改变，降低对人体健康的影响。

在上述研究成果的基础上，作者所在的研究团队研发了空气扩香与空气净化一体化设备，并获得国家专利授权（专利号 ZL 201822028145.9，一种空气香氛净化一体化装置）[①]

4.2 植物精油对室内环境微生物的影响

在我们生活的环境中，微生物如影随形，我们处在“微生物的海洋”中。据统计，每克土壤里的细菌含量就达到数亿个，我们打一个喷嚏，飞沫中就会含有 4500~150000 个细菌，人体的体表和身体内也存在大量的微生物。

4.2.1 室内环境微生物及特性

1. 微生物对于我们，到底是福还是祸呢？

大部分的微生物是人类的朋友，微生物是自然界物质循环的关键环节。体内正常的菌群可以帮助消化、提供必需的营养物质、组

① 董娴，耿世彬，连慧亮等 . 一种空气香氛净化一体化装置 [P]. 专利号 ZL 201822028145.9，授权公告日 2019.11.08.

成生理屏障，是人和动物健康的基本保证。微生物可以为我们提供很多有用的物质，比如有机酸、酶、奶酪、啤酒等。以基因工程为代表的现代生物技术正在改变我们的生活。

少数的微生物是我们的敌人，比如 14~16 世纪肆虐欧亚的黑死病，是鼠疫杆菌的大规模传播引发的；直到现在都是医学难题的艾滋病，是由 HIV 病毒引起的，它把人体免疫系统中最重要的 CD4T 淋巴细胞作为主要攻击目标，大量破坏该细胞，使人体丧失免疫功能；再比如埃博拉病毒、SARS 冠状病毒、新型冠状病毒的肆意蔓延等，这些都是微生物攻击人类的例证。微生物污染是室内主要污染物之一，空气中含有大量的细菌、真菌、病毒等微生物，这些微生物通常依附在悬浮于空气中的颗粒物上。微生物污染对人体健康的影响，已有几百年的历史，如肺炎、结核、麻疹、流行性感冒等呼吸道传染病都是由生物性病原体引起的，此类呼吸道传染病与室内空气不新鲜有很大关系。如果室内经常通风换气，就可以减少这些传染病的传播。

随着建筑物密闭性的增强，出现了很多与室内生物污染相关的疾病。常见的室内生物性污染物及其带来的相关疾病有：军团菌与军团菌病、真菌与变应性疾病、尘螨与变应性疾病及其他菌落与相应的变应性疾病等。

（1）军团菌与军团菌病

军团菌是革兰阴性杆菌，有 34 种之多，最常见的是嗜肺军团菌，每种军团菌又可分出许多种血清型，目前还在不断发现新的菌型。军团菌生存能力很强，生存的温度可为 5~50℃，pH5.5~9.2。军团菌的生存范围很广，在天然的河水、池塘水、泉水中能生存几个月，在自来水中能生存 1 年以上，在蒸馏水中也能存活几个星期。

军团菌还广泛存在于人工管道内的水中，如大型储水器中的水、冷却水、冷凝水、温水、游泳池水、浴池水、加湿器水、喷雾器水等。若这类水以喷雾形式使用，则军团菌就会随水雾一起进入空气中，成为军团菌病的致病源。军团菌的潜伏期长短不等，短的可在 1 天半内发病，长的可达 19 天，大多数的人都在第 2 天至第 10 天内发病。军团菌能侵犯各年龄组的人群，但对老年人群更为严重。此病初期有发烧、头痛、肌痛等不适感，很像流感的症状，继而出现高烧、怕冷、咳嗽、胸痛，当临床上按照常规的肺部感染进行治疗而不见效时，应考虑到可能是军团菌病。有些人经常少量感染军团菌，已成为带菌者（隐性感染者），这些人自身虽已有一定的免疫力，但一旦抵抗力下降，也会发病。

（2）真菌与变应性疾病

真菌除霉菌外，还有不发霉的菌株。真菌引起人体变应性反应的主要是真菌孢子、菌丝和代谢产物，其中最主要的是真菌孢子。由于真菌孢子的数量大、体积小、质量轻，最易脱落后扩散到空气中，它在空气中四处飘浮，进入人体呼吸道，引起人体变应性疾病。真菌是吸入性为主的变应原，主要引起呼吸道过敏，个别病人可引起皮肤过敏、瘙痒、麻疹或出现流泪、眼痒、眼周围红肿等症状。

在空气湿润、温暖、阴暗的地方，真菌极易生长。只要气候合适，即使只有极少量的有机物（营养条件）它也能生长。近年来，由于气候条件和居住条件的变化，由室内真菌引起过敏的人数不断增多。

（3）尘螨与变应性疾病

螨虫属于节肢动物，有很多种类，尘螨是其中之一。尘螨种类繁多，室内最常见尘螨的大小约为 0.2~0.3mm，低倍显微镜下就能看到。尘螨能在室温 10~30℃的环境中生存，最适宜温度是

（25±2）℃，如果气温到达 44℃，在 24h 内能全部死亡，低于 10℃时不能生存。尘螨合适的生存湿度是 75% ~85%，湿度低于 33%时失水而死，若湿度高于 85%，环境中宜生长霉菌而不利于尘螨生存。尘螨普遍存在于人类居住和工作的环境中，是一类极强的变应原，能引起呼吸道过敏和皮肤过敏，主要症状是哮喘、过敏性鼻炎、过敏性皮炎、荨麻疹等。螨虫常出现在窗帘、沙发、挂毯和地毯等物品内。

2. 既然微生物无处不在，那么微生物又有哪些特点呢？

个体小。一般是微米级或者纳米级的，它到底有多小，我们可以试想一下，1500 个杆菌首尾相连才相当于一粒芝麻的长度，100 亿个细菌重量相加仅为 1mg。

结构简单。单细胞、多细胞，甚至无细胞结构（病毒）。

胃口大。尽管个体小，结构简单，但是胃口大，大肠杆菌消耗自身重量 2000 倍食物的时间仅需 1h。

食谱广。微生物获取营养的方式多种多样，其食谱之广是动植物完全无法相比的，比如纤维素、木质素、几丁质、角蛋白、石油、甲醇、各种有机物均可被微生物作为粮食。

繁殖快。大肠杆菌细胞平均 20min 繁殖一代。一头 500kg 的食用公牛，24h 生产 0.5kg 蛋白质；同样重量的酵母菌，24h 可以生产 50000kg 优质蛋白质。

易变异。短时间内产生大量的变异后代。

3. 微生物是如何被杀死的呢？

首先我们要明确，杀菌不等于灭菌，杀菌是指杀灭物体中的致病菌，物体中还含有芽孢、嗜热菌等非致病菌。日常生活中，我们常用的紫外杀菌法，它可以抑制 DNA 复制与转录，从而杀死细菌；

微波杀菌法，它会使生物内的极性分子在微波场内产生强烈的旋转效应，使得微生物的营养细胞失去活性或破坏微生物细胞内的酶，造成微生物的死亡；巴氏杀菌法，是利用病原体不耐热的特点，用适当的温度和持续时间，杀死有害菌，同时保留小部分无害或有益、较耐热的细菌或细菌芽孢；化学消毒杀菌是通过各种化学试剂，使菌体蛋白凝固变性，酶蛋白失去活性，从而抑制细菌代谢生长；或者破坏细菌细胞膜结构，改变其通透性，使细胞破裂、溶解，达到消毒杀菌的作用。也就是说，微生物的死亡是细胞结构遭到破坏或者体内活性降低导致的。

4.2.2 精油抑菌灭菌原理

精油由多种类型的化合物组成，它们对微生物可能有多个作用位点（靶点），具有高效的抗菌活性，其抗菌作用机制比较复杂。精油有效成分的分子结构特征与生物膜脂成分的分子结构特征越相似，则越易进入菌体发挥抑菌作用。精油在微摩尔浓度下就可以对细菌、真菌和病毒起到抑杀效果。不同精油间可能存在协同、相加或者拮抗作用，同一种精油对于细菌和真菌的抑菌活性也会存在差异。精油对真菌比对细菌表现出更加显著的抗菌活性。一些能够杀灭真菌的精油，不仅能抑制真菌的生长繁殖，还能抵抗真菌内毒素的生成，严重破坏真菌孢子，从而达到杀菌与抑菌作用。精油杀菌主要可以归为以下两种方式:

（1）直接作用于细菌。从植物化学和植物科属来看，精油是从植物中提取的具有挥发性的芳香物质，主要是由萜烯、醛类、脂类、醇类等化学成分组成，分子量小，脂溶性，极易渗透皮肤，并且可以与糖蛋白结合穿过细胞壁。研究表明，精油里的不同化学成分会对抗细菌的不同部位，比如蒎烯和醇类会攻击细菌的外膜，从而防止细菌分裂繁殖。比如柠檬精油单萜烯含量达到 80%~90%，抗菌效果显著，尤其对于葡萄球菌；石松精油，同样单萜烯含量很高，常被用于空气杀菌，也是医护人员的保护用油。

精油里的酚类会打破细胞质膜，具有强劲的抗菌、抗感染功效。早在 1918 年，Cavel 使用 33 种精油来做抗菌实验，他往被化粪池的水污染的 1L 肉汤中分别加入不同种类的纯精油做对比实验，实验结果如下：红百里香的抗菌效果最好，仅需 0.7mL，其次是牛至和肉桂，若只用苯酚进行杀菌，达到同样的效果至少需要 5.6mL。证明精油内除了主要的抗菌成分，其他物质的协同作用对杀菌有更好的效果。比如冬季香薄荷的单萜醇和酚类含量都很高，是一款非常强效的消毒杀菌精油，它的杀菌性甚至强于百里香和牛至。

精油中的醛 + 酮 + 酚类物质会氧化细胞膜，使其破裂，细胞质流出。氧化物类会渗透进细胞内部，破坏细胞核。比如，蓝胶尤加利中 1.8- 桉油醇的含量达到了 70%，具有出色的杀菌和化痰属性，在抗真菌、抗细菌、抗病毒方面都有突出的表现，尤其对于肺炎球菌，这是很多精油都不具备的功效。澳洲尤加利就比较温和，因为没有单萜酮，3 岁以下的宝宝也可以使用；精油中的醛和酮类物质主要是攻击细胞外膜的受体，防止信息的传播，而酯类物质会将细胞膜溶解等。精油中的单一成分应该有其准确的作用方式，且有明显的构效关系。如乙酸牻牛儿醇较牻牛儿醇具有更好的抗细菌活性；含烯烃基团的非酚类化合物成分的抗菌活性要强于含烷烃基团的化合物，如柠檬烯的抗菌活性要强于对伞花烃。一般精油对革兰氏阳性菌的抑制作用要比对革兰氏阴性菌强，可能与革兰氏阴性菌围绕在细胞壁外的一层隔膜阻碍了疏水性物质的扩散这一特性有关。

从植物科属来看，很多科属的植物精油都可以对抗细菌，比如大名鼎鼎的牛至、百里香，就是唇形科植物，在对抗真菌感染方面是很好的选择；常见的玫瑰草、岩玫瑰属于禾本科，也是一把抗菌好手，在对抗酵母菌、真菌上应用非常广泛；我们熟悉的抗菌、抗感染能手尤加利、茶树属于桃金娘科。

吴克刚等人采用透射电镜观察大肠杆菌经芳樟油熏蒸处理后菌体内部结构的变化，如图 4-6 所示。正常大肠杆菌细胞壁与细胞膜结构完整、紧密相贴，胞浆均匀分布；经过芳樟油熏蒸处理后，大肠杆菌细胞壁结构完整，但细胞膜出现局部破裂导致胞浆内物质外漏，使其与细胞壁出现明显分离，胞浆变得分布不均，甚至细胞内部出现部分“空穴”。可见，大肠杆菌经芳樟油熏蒸处理后微观形态发生了明显的变化，芳樟油使细胞膜结构破坏，导致细胞通透性增加，胞内物质外漏，进而造成菌体外形出现萎缩，使细菌失去活性。

（2）干预细菌的生态环境，从而抑制其生长。巴斯德说过：“微生物什么都不是，环境才是一切”。干预细菌的生长环境，把有利的微生物生长环境变得不利于微生物生长，通过环境的持久改变，抑制微生物的滋生。

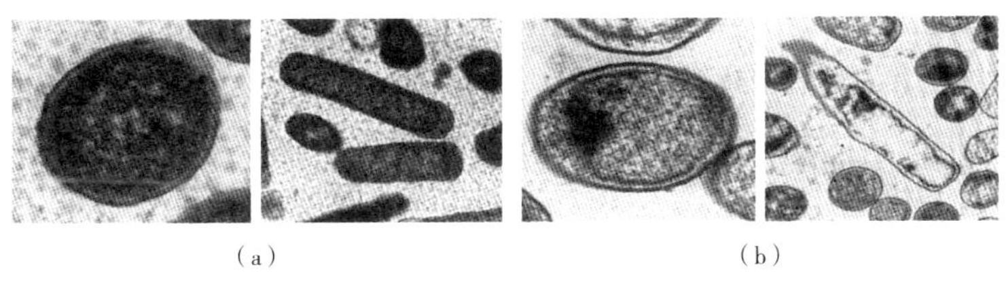

（a）　　（b）

图 4-6　正常的大肠杆菌（a）与经过芳樟油气相熏蒸处理 24h 的大肠杆菌（b）

4.2.3 精油抑菌实验研究

笔者所在研究团队也进行了精油抑菌的实验研究，选取了 8 种植物精油：柠檬草、丁香、百里香、茶树、尤加利、雪松、柠檬、迷迭香，分别对金黄色葡萄球菌、大肠杆菌、白色念珠菌、酿酒酵母进行抑菌活性测试，通过抑菌圈的大小来判断某一精油的抑菌活性，从而选择出抑菌性能较强的单方精油。精油对菌种表现出抑菌效果的判定标准为：当抑菌圈直径小于 6mm 甚至未出现抑菌圈，说明此种单方精油没有表现出敏感抑菌性；当抑菌圈的直径（包括滤纸片直径）为 7~9mm 时，判断其表现出低度敏感抑菌性；当抑菌圈直径为 10~15mm 时表现出中度敏感抑菌性；当抑菌圈直径大于 15mm 时表现出高度敏感抑菌性。实验结果如表 4-1 所示。

表 4-1 所列为 8 种不同精油对 4 种不同菌种的抑菌圈大小，图 4-7 为滤纸片法测试结果图。由此可知，对于金黄色葡萄球菌，百里香、柠檬草、丁香、尤加利、茶树精油的抑菌圈直径均大于 15mm，这 5 种精油对金黄色葡萄球菌均表现出高度敏感抑菌性；雪松精油抑菌圈直径为 15mm，表现出中度敏感抑菌性；柠檬和迷迭香精油均为 8mm，表现出低度敏感抑菌性。

对于大肠杆菌，百里香、柠檬草、丁香、茶树和迷迭香精油抑菌圈直径均大于 15mm，表现出高度敏感抑菌性；尤加利精油的抑菌圈直径为 13mm，表现中等敏感抑菌性；柠檬和雪松的抑菌圈直径均为 6mm，未表现出明显抑菌性。

不同精油对不同菌种的抑菌圈大小（单位：mm） 表 4-1

精油种类	金黄色葡萄球菌	大肠杆菌	白色念珠菌	黑曲霉
百里香	72	47	42	47
柠檬草	35	21	17	62
丁香	25	26	34	33
尤加利	16	13	23	12
柠檬	8	6	6	8
茶树	18	17	14	8
迷迭香	8	23	11	6
雪松	15	6	6	6

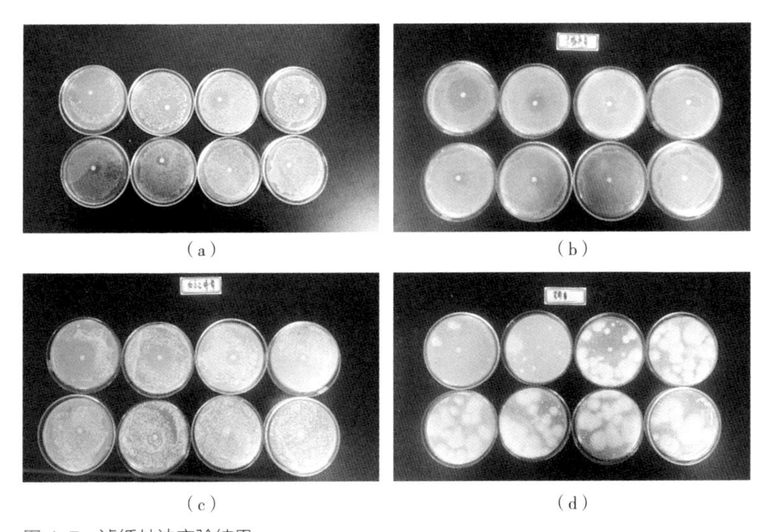

图 4-7 滤纸片法实验结果
（a）金黄色葡萄球菌；（b）大肠杆菌；（c）白色念珠菌；（d）黑曲霉

对于白色念珠菌，百里香、柠檬草、丁香和尤加利精油抑菌圈直径均大于 15mm，表现出高度敏感抑菌性；迷迭香和茶树精油的抑菌圈直径分别为 14mm 与 11mm，表现出中度敏感抑菌性；柠檬和雪松的抑菌圈直径为 6mm，未表现出明显抑菌性。

对于黑曲霉，百里香、柠檬草和丁香精油抑菌圈直径均大于 15mm，表现出高度敏感抑菌性；尤加利精油的抑菌圈直径为 12mm，表现出中度敏感抑菌性；柠檬和茶树精油的抑菌圈直径为 8mm，表现出低度敏感抑菌性；迷迭香和雪松精油的抑菌圈直径为 6mm，未表现出明显抑菌性。

同时采用倍比稀释法测试了这 8 种单方精油的最低抑菌浓度（MIC）和最低杀菌浓度（MBC），如图 4-8 所示。

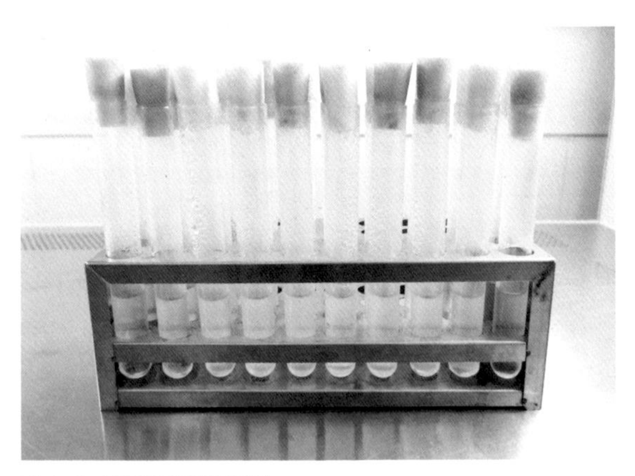

图 4-8　最低抑菌浓度测试

最低抑菌浓度（MIC）与最低杀菌浓度（MBC）的测定结果（单位：%） 表 4-2

精油＼菌种	金黄色葡萄球菌		大肠杆菌		白色念珠菌		黑曲霉	
	MIC	MBC	MIC	MBC	MIC	MBC	MIC	MBC
雪松	0.835	0.835	1.667	1.667	1.667	1.667	1.667	1.667
百里香	0.026	0.026	0.052	0.104	0.104	0.104	0.835	0.835
柠檬	1.667	1.667	1.667	1.667	1.667	1.667	1.667	1.667
柠檬草	0.209	0.418	0.418	0.835	0.418	0.835	0.026	0.052
茶树	0.835	0.835	0.835	0.835	0.835	0.835	0.835	0.835
丁香	0.104	0.209	0.104	0.104	0.209	0.418	0.209	0.418
迷迭香	0.418	0.418	0.418	0.418	0.835	0.835	1.667	1.667
尤加利	0.835	0.835	0.835	0.835	0.209	0.418	0.835	1.667

测试结果如表 4-2 所示。

由测试结果可知，对于金黄色葡萄球菌，百里香精油的最低抑菌浓度与最低杀菌浓度是最低的，为 0.026%；柠檬精油则最高，最低抑菌与最低杀菌浓度为 1.667%。对于大肠杆菌，百里香精油的最低抑菌与最低杀菌浓度是最低的，为 0.052% 和 0.104%；柠檬精油和雪松精油则最高，最低抑菌与最低杀菌浓度为 1.667%。对于白色念珠菌，百里香精油的最低抑菌与最低杀菌浓度是最低的，为 0.104%，雪松精油则最高，其浓度为 1.667%。对于黑曲霉，柠檬草精油的最低抑菌与最低杀菌浓度是最低的，分别为 0.026%、0.052%；柠檬精油、迷迭香精油和雪松精油则最高，其浓度为 1.667%。

通过实验得到百里香、柠檬草、丁香精油对大肠杆菌、金黄色葡萄球菌、白色念珠菌和黑曲霉菌种均表现出了较强的抑菌效果，当测出的抑菌圈直径相对越大时，单方精油表现出更小的最低抑菌浓度与最低杀菌浓度。

单方精油的抑菌效果有限，且成本较高，笔者的研究团队还通过复配精油，研究了精油扩香对室内空气中的微生物的抑制效果。由于植物精油之间不仅存在协同与相加作用，还存在拮抗与无关作用，因此需要合理的配方精油。

复配精油的联合抑菌效果常用分级抑菌浓度（FIC）指数来判断其是表现出无关、协同、相加或者是拮抗作用。协同作用是指各种精油混合时的抑菌效果优于各种单方精油抑菌效果之和；相加作用表现为各种精油混合时的抑菌效果等同于单独使用的抑菌效果之和；拮抗作用表现为各种混合时的抑菌效果低于单方使用或者某几种混合使用时的抑菌效果。

$$FIC=\frac{MIC_{\text{A组合联合}}}{MIC_{\text{A组合单用}}}+\frac{MIC_{\text{B组合联合}}}{MIC_{\text{B组合单用}}} \tag{4-1}$$

FIC 指数判定标准为：$FIC<0.5$ 时为协同作用；$0.5<FIC<1$ 为相加作用；$1<FIC<2$ 为无关；$FIC>2$ 时为拮抗。

实验过程：

（1）复配两组复方精油，分别为：①柠檬、柠檬草、茶树、迷迭香、百里香；②甜橙、雪松、薰衣草、柠檬香茅、丝柏。

（2）选取的扩香设备为超声波扩香器，此超声波扩香器平均每小时雾化量为 20mL，复方精油浓度为 5%。

（3）在两个完全相同的实验舱 1 与实验舱 2 内都对第一种复方精油进行精油扩香抑菌实验，并在实验舱 1 对第二种复方精油进行精油扩香抑菌实验。

（4）分别在扩香不同时间时使用空气浮游菌采样器进行采样，通过培养箱培养后，测定空气中微生物的变化。实验结果如图 4-9、图 4-10 所示。

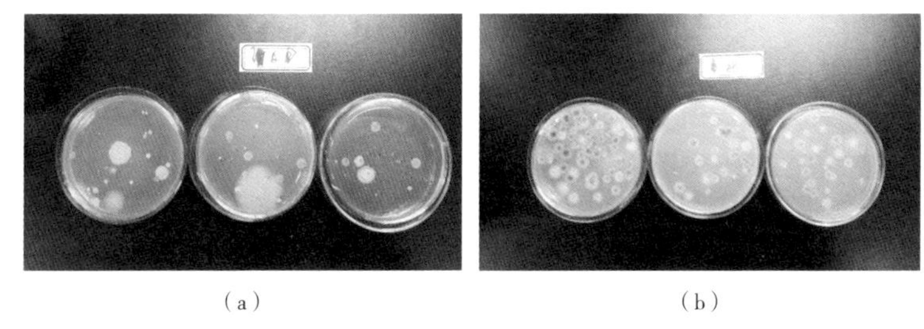

（a）　　　　　　　　　　　　（b）

图 4-9　第一种复方精油可培养微生物
（a）可培养细菌；（b）可培养真菌

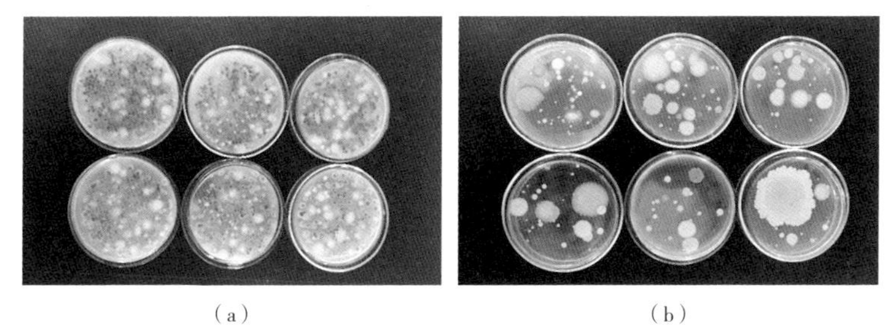

（a）　　　　　　　　　　　　（b）

图 4-10　第二种复方精油可培养微生物
（a）可培养细菌；（b）可培养真菌

如图 4-11、图 4-12 的实验结果可得，第一种复方精油对于两个实验舱内的细菌作用效果不明显，但是对实验舱内的真菌抑菌效果明显。在扩香 60min 后，可以杀灭实验舱内约 50%~60% 的真菌。第二种复方精油在扩香 30min 后，对细菌的灭菌率为 24.59%，对真菌的灭菌率为 16.99%；扩香 75min 后，对细菌的灭菌率为 72.13%，对真菌的灭菌率为 42.31%。这可能是由于空气中存在着多种不同的微生物，当精油作用于微生物时，只能对特定菌种起到抑菌作用。

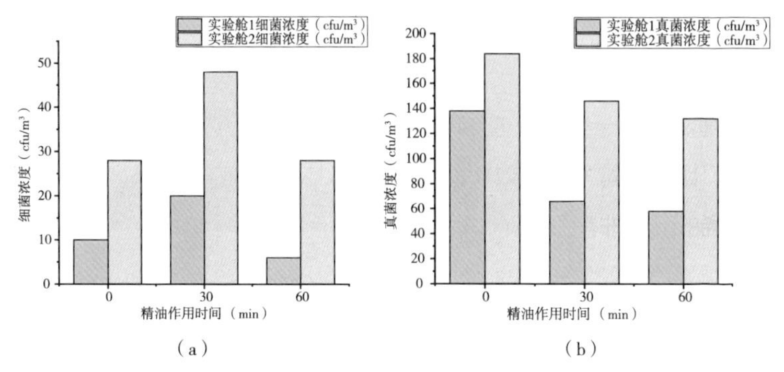

图 4-11　第一种复方精油作用不同时间微生物浓度的变化
（a）细菌的浓度变化；（b）真菌的浓度变化

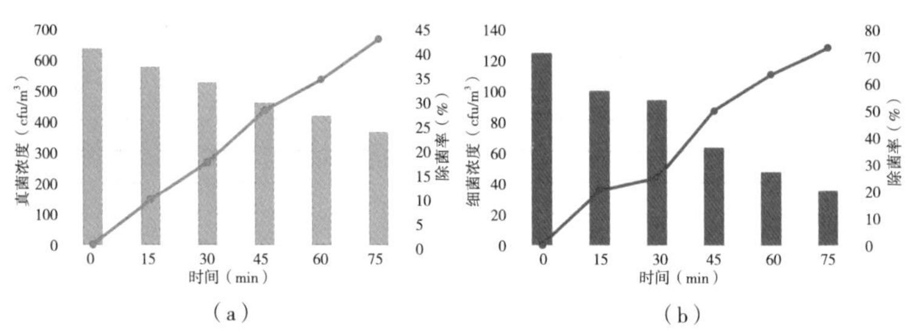

图 4-12　第二种复方精油作用不同时间微生物浓度的变化
（a）可培养真菌浓度与除菌率；（b）可培养细菌浓度与除菌率

实验测定了第一种复方精油的抑菌活性，由 *FIC* 指数判断为其表现出拮抗作用，说明不是抑菌性能越强的单方精油混合后抑菌性能也表现出越强的效果。这与精油复杂的化学成分有很大的相关性，进一步深入研究可针对复方精油的化学成分或者混合不同比例精油，其化学成分与抑菌活性的变化作相关分析。尽管此复方精油具有一定的抑菌效果，但如果在日常生活中使用，还需进一步开展毒理与刺激实验，测试其安全浓度范围。

4.2.4 精油对抗超级细菌的特性分析

精油中的一些有效成分与抗生素的有效抗菌成分化学结构非常相似，比如青霉素的有效抗菌成分和精油中常见的香叶醇、芳樟醇、柠檬烯的结构非常相似。

抗生素是如何杀菌的？我们把它总结成四个方面：

（1）抗生素抑制细菌细胞壁的合成。抑制细胞壁的合成会导致细菌细胞破裂死亡，以这种方式作用的抗菌药物主要有青霉素类和头孢菌素类。

（2）抗生素与细胞膜相互作用。一些抗生素与细菌的细胞膜相互作用，影响膜的渗透性，这对细菌具有致命的作用，以这种方式作用的抗生素有多粘菌素和短杆菌素。

（3）抗生素干扰蛋白质的合成。干扰蛋白质的合成意味着细菌存活所必需的酶不能被合成。干扰蛋白质合成的抗生素主要有福霉素（放线菌素）类、氨基糖苷类、四环素类和氯霉素。

（4）抗生素抑制核酸的转录和复制。抑制核酸的功能阻止了细胞分裂和/或所需酶的合成。以这种方式作用的抗生素主要有萘啶酸和二氯基吖啶。

从这四个方面可以看出，抗生素终归是通过影响细菌细胞结构的完整性、酶和蛋白的活性、抑制 DNA 的转录复制来达到杀菌目的。

那么细菌又是如何反抗的呢，即细菌的耐药性是怎么产生的呢？

耐药性的出现是每种生物迟早都会发生的自然生物过程，虽然这一过程是不可避免的，但是人类滥用和误用抗生素大大加速并放大了这一自然选择过程，而人类研发新型抗生素的速度远远赶不上新的耐药菌产生的速度。细菌的变异是绝对的，遗传是相对的。细菌在抗生素作用下，绝大部分遗传菌体被杀灭或被抑制了，而极个别发生了变异而且是有利于耐受该抗生素的变异个体却在抗生素的选择压力下被定向筛选繁殖出来。随着该抗生素的滥用，这种选择压力就会长期存在，使得抗药性菌迅速被定向筛选出来，并不断浓缩和累积，致使其成为主导菌，迅速适应抗生素的环境。这种变异的抗性细菌还可以重复上述过程发生 2 次、3 次甚至多重变异而成为多种抗生素耐药菌，即“超级细菌”。

这种耐药菌可通过耐药基因的传代、转移、传播、扩散、变异形成高度和多重耐药。细菌除通过基因突变获得耐药性外，还可通过携带可转移遗传因子包括质粒、转座子和噬菌体等使耐药性扩散传播。从机理上分析细菌的耐药性就会变得复杂得多。我们可以简单理解，细菌也是聪明智慧的，比如抗生素会破坏细菌的细胞结构，那么细菌也会生产灭活酶，反之来破坏抗生素的化学结构，使其失去活力；又比如抗生素会影响细胞膜的渗透性，那么细菌就会将细胞膜渗透性降低，抗生素就不能进入菌体内部，导致细菌具有耐药性，而且细菌还会促使生物被膜的形成，降低抗生素作用；再比如抗生素会干扰细菌的蛋白质合成，那么细菌也会改变抗生素作用的靶位蛋白结构和数量，使细菌对抗生素不再敏感。细菌还会借助外排泵将细胞内药物主动泵出，使得细胞内药物浓度不能有效抑制细菌生长，从而产生抗生素耐受性细菌。

细菌和抗生素就像战场上的敌我两方，细菌在和抗生素多次对抗后，已经进化出一整套有效的耐药机制，而耐药菌这个暗藏的“敌人”正在逐渐强大起来。加之超级细菌这个家族的日益庞大，除了大力研发新型抗生素之外，很多专家学者把目光投向了新的领域——芳香疗法。

目前对精油杀菌的研究主要是使这些亲脂性物质进入细菌的细胞，使得细菌呼吸和代谢大规模遭到破坏，K^+ 损失导致细菌死亡。有研究表明，精油作用于细菌后会导致细胞壁退化、破坏细胞膜、破坏膜蛋白质、使细胞液渗透、细胞质凝结、损耗细胞核活性等。Martin Bard 等研究表明，精油中的香叶醇可以提高 K^+ 的细胞外渗透，并增加真菌细胞膜的流动性。此外，香叶醇还可以降低细胞膜脂质层的相变温度、影响膜脂的流动性。有些成分（如柠檬醛）可通过其不饱和键与某些酶结合，进而导致微生物的代谢系统紊乱。

精油相较于抗生素，它的优势在哪里呢？我们把它总结成三个方面：

（1）精油很难引起细菌产生耐药性

细菌繁殖的速度很快，20~30min 可能就会成倍的生长。由于细菌的遗传性和变异性，新生长的细菌就会有一些新的抗性，然后继续这样成倍的繁殖。细菌一代一代的繁殖变异生长，某一抗生素杀死了原病菌，但是对新分裂出来的带有耐药性的细菌束手无策。而精油由多种有效成分组成，其复杂程度让聪明的细菌也无从下手。比如，精油中的单萜烯成分对抗了原病菌，病菌继续变异繁殖产生了对抗单萜烯的抗体，可精油里面的倍半萜烯、芳烃等继续会对抗变异的细菌。精油成分的这种多样性使其不会因为频繁使用而产生所谓的耐药性，也不会因为长期使用必须在治疗疾病时提高使用剂量与浓度。我们还可以通过复方油的调配，进一步提升精油功效，能够强化整体对抗病原体的能力。因此，精油很难引起细菌产生耐药性的原因就是精油中的有效成分种类繁多。

（2）大多数的抑菌精油同时也具有抗病毒的作用

抗生素只抗细菌，不抗病毒。精油抵抗病毒也并不是直接杀死在宿主细胞里的病毒，而是可以阻止病毒侵入体内，并预防重复感染。当然，一旦病毒进入细胞核后，精油也就失去了作用。一般 80% 的耳鼻喉科疾病都是源于病毒感染，有些流行性感冒也属于病毒感染。在感染初期，通过熏香按摩的方式，可以通过改变病毒生长的环境，抑制病毒侵入体内。

（3）精油还可以改变生存环境，提升人体免疫力

抗生素通过破坏细菌的菌体和新陈代谢，抑制细菌的繁殖，精油也会如此，更重要的是它可以改变致病菌的生存环境，从根本上让致病菌无立足之地。同时精油能提升人体的免疫力，改善体质，防止病情复发，从这一点来看，抗生素很难做到。

精油的这些功效并不稀罕，它们本身就是植物赖以保护自身不被感染、从创伤中自愈、抵抗害虫的主要成分。意大利的一项研究表明，用百里香和丁香精油混合治疗细菌性阴道炎的效果与常用的抗生素疗法基本无异；美国的一项研究表明，被金色葡萄球菌感染的伤口用茶树精油处理后，恢复速度更快，用柠檬草精油可以有效减少实验对象皮肤上的超级细菌，且不会产生耐药性。

科学家们正在试验各种植物精油及抗生素的组合，他们一次次的发现，单独使用精油或将精油与一些常用抗生素结合，可以抗击无数种病原体，如耐药性的大肠杆菌、金色葡萄球菌等。有研究表明，薰衣草和肉桂精油可以杀死大肠杆菌，如果与抗生素哌拉西林一起使用，还可以逆转大肠杆菌对该药产生的耐药性。还有研究发现，罗勒和迷迭香精油都能抑制从医院患者身上取得的 60 种大肠杆菌的生长，若精油与抗生素一起使用，精油还有一个功能就是弱化耐药性细菌的细胞壁，让抗生素进入，杀死它们。

总之，在芳香疗法里面我们要把握精油抗菌的整体观，就像

Penoel 博士所说："每个人体内都有独立的细菌组，甲体内的菌群与乙体内的不一定一样，越是在困难和慢性的情况下，精油的有效性就越不寻常和意想不到。精油的作用在任何情况下都是多方面而且深刻的，并从根本上就不同于只有一种功效的抗生素，精油尊重身体内友好的细菌，并把它们作为真正和持久治愈的先决条件！"

4.3 精油香型的分类

精油扩香除了对环境中的颗粒物、微生物有一定的影响作用外，还可以掩盖空气中的异味，提升环境的气味品质，改善嗅觉环境。正因如此，本节对精油的香型进行了分类，为我们在扩香的香型选择时提供思路。

在气味学分类中，世界万千气味可以归纳为 7 种基本类型，分别是：花草味、薄荷味、辛辣味、樟脑味、腐腥味、麝香味和乙醚味，我们日常闻到的各种气味都能在 7 种基本气味中找到对应分类。

从化学分析角度，每一种精油都是由多种化学成分组成的，精油的气味是由多种基本味道复合而成。我们可以根据 7 种基本气味类型，以精油主要表现出的气味特点，对其进行归纳。

1. 花草味

我们把精油中的草香、花香、果香和木质香都归为此类。比如，真实薰衣草、醒目薰衣草、穗花薰衣草、茶树、白千层、甜罗勒、甜马郁兰、香蜂草、广藿香、香茅、苦橙叶、紫罗兰叶等是典型的草香；天竺葵、玫瑰、苦橙花、茉莉、晚香玉、依兰、桂花等是典型的花香；甜橙、柠檬、佛手柑、葡萄柚、莱姆、红橘、苦橙等是典型的果香；大西洋雪松、丝柏、欧洲赤松、芳樟、黑云杉、欧洲冷杉是典型的木质香。

2. 薄荷味

薄荷味是一种能带来清凉感的气味，常见的薄荷味精油主要来自薄荷家族，包括胡椒薄荷、绿薄荷、冬季香薄荷、美洲野薄荷等，除此之外，牛膝草、马鞭草酮迷迭香等也能带来清凉感。

3. 辛辣味

辛辣味的精油多来自精油中的香辛料类，黑胡椒、超临界 CO_2 萃取的生姜、豆蔻、姜黄、竹叶花椒等是常见的辛辣味精油，丁香花苞、百里酚百里香等因为化学成分以酚类为主，也有辛辣的气味。

4. 樟脑味

樟脑味的精油有樟脑迷迭香、樟树、头状薰衣草等，它们含有樟脑的成分，表现出明显的樟脑味。

5. 腐腥味

腐腥味的精油并不常见，一般把缬草、穗甘松这两种精油划分到腐腥味中。

6. 麝香味

麝香味是偏向于动物的味道，在精油中比较少见，有一种不太常见的精油麝香黄葵籽，提取自麝香黄葵荚里的黑色种子，有介于琥珀和麝香之间的特殊气味。

7. 乙醚味

乙醚味是化学试剂的味道，在精油中并不典型，肉豆蔻、欧芹精油比较接近乙醚味，它们的化学成分以醚类为主，在使用的时候需要注意控制剂量。

以上可知，现有常见精油中花草味、薄荷味、辛辣味和樟脑味占大多数，其中尤以花草味占比最高。

7 种基本气味按照不同的组合方式可以形成不同的香调和香韵，我们按照基本气味的分类，方便各位读者在选用精油的时候作为参考依据。值得一提的是，专业调香中的香韵、香调以及香气的前、中、后调是专业调香领域内容，详见书后“专有名词解释”。

精油扩香既可以影响人的情绪状态，又可以改善环境的空气品质。在空间香氛设计时，我们可以根据需求，同时考虑主观感受（气味喜好）和客观影响（空气品质、情绪状态）来选择精油。然而，精油的选择只是第一步，理想的空间香氛环境还需要考虑扩香设备的选择，扩香浓度的控制等，我们将在第 5 章进行论述。

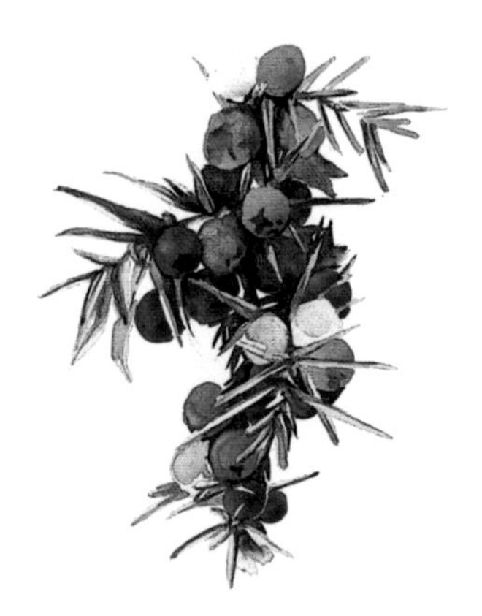

第 5 章

嗅觉环境调控原理与设备

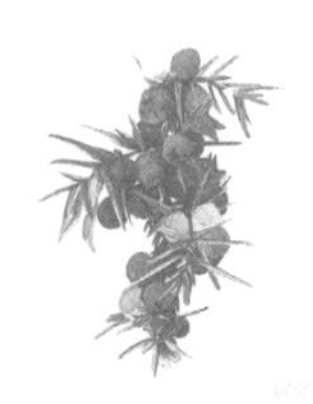

嗅觉是指用鼻子辨别气味时所产生的感觉，人居环境空气中的气味直接影响人的生理和心理健康。因此，嗅觉环境作为人居环境的重要组成部分，引起了建筑环境研究领域众多学者的关注。利用扩香设备将植物精油雾化到环境空气中，是室内嗅觉环境调控的有效途径。本章介绍精油雾化扩香设备及其工作原理、室内气味浓度的计算及控制方法、嗅觉环境调控系统设计方法及案例等。

5.1 精油浓度与嗅觉环境

嗅觉是人类的重要感觉之一，它和视觉、听觉、触觉、味觉等一样，是构成人感知外界环境的重要途径。不同的气味会使人愉悦或振奋、厌恶或颓废，可使人产生不同的心理、生理变化，甚至出现病理变化。气味的优劣是关乎人类健康生存的基础之一。

5.1.1 空气中精油的浓度与嗅觉感知

精油通过不同的方式扩散或雾化到空气中，通过呼吸，精油对人体产生效用。人通过嗅觉系统来感知并分辨空气中的精油。空气中精油的种类和气味强度影响人对环境的接受度。如果浓度过低，嗅觉系统识别不到，对人的生理、心理不产生影响，起不到疗愈作用；浓度过高会引起嗅觉系统过度刺激而产生身体不适。不同种类的精油对人的嗅觉刺激不同，有的精油很低的浓度就会产生很强的气味，而有的精油需要较高的浓度才能引起嗅觉刺激；有的精油气味会使人愉悦，而有的则会使人厌恶。那么，空气中的精油浓度达到多少合适呢？我们首先了解几个概念。

（1）嗅觉阈值

人的嗅觉阈值分为绝对阈值和差别阈值。绝对阈值包括觉察阈值和识别阈值，觉察阈值指能觉察而不必鉴定或识别出刺激物的最低浓度，识别阈值指能鉴定或识别出刺激物的最低浓度；差别阈值即某刺激物能被觉察出的两个刺激强度的最小差异量。由于人的嗅觉敏感度不同，觉察阈值存在一定差异。研究认为，嗅觉阈值受多种因素的影响，如：空气温度、相对湿度、人的年龄、性别等。温度恒定，嗅觉阈值随湿度上升而上升；湿度恒定，气温升高嗅觉阈值增高；嗅觉阈值随年龄增大而增高；女性较男性嗅觉阈值低。此外，人的注意力、进食状态等因素对其嗅觉都会产生影响，人对气味反应还存在适应性的现象。

阈值一般用刺激物的浓度表示，空气中的刺激物浓度通常表示为质量浓度或体积浓度，单位为：毫克/立方米（mg/m^3）或百万分之一（ppm，10^{-6}）。

质量浓度 C_m 与体积浓度 C_v 的换算关系为：

$$C_v=\frac{22.4\times C_m}{M} \quad (5-1)$$

式中 C_v——体积浓度，ppm；

C_m——质量浓度，mg/m^3；

M——该气态物质的摩尔质量，在数值上等于物质的分子量，g/mol；

22.4——气态物质的摩尔体积，L/mol。

例如，以单萜烯（$C_{10}H_{16}$）为主要成分的精油，其密度约为0.9g/mL，则0.2mL（精油爱好者通常用滴来表示，1mL大约20滴，0.2mL约为4滴）精油的质量是：

$$0.2mL\times 0.9g/mL=0.18g=180mg$$

均匀扩散到 $60m^3$ 的室内，如果不考虑衰减和通风稀释，则其质量浓度为：

$$C_m=180mg\div 60m^3=3mg/m^3$$

单萜烯（$C_{10}H_{16}$）的摩尔质量为：$12\times 10+1\times 16=136g/mol$

带入式（5-1），体积浓度为：

$$C_V=\frac{22.4\times C_m}{M}=\frac{22.4\times 3}{136}=0.494\text{ppm}$$

许多文献给出了空气中气态物质的嗅觉阈值，表 5-1 给出了空气中多种有机化合物臭气的阈值。

空气中各种臭气的阈值　表 5-1

物质名称	阈值 /10^{-6}	臭气种类	物质名称	阈值 /10^{-6}	臭气种类
乙醛	0.21	木腥臭	一甲胺	0.021	刺激性鱼臭
乙酸	1.0	酸臭	二甲胺	0.047	鱼臭
丙酮	100.0	化学甘臭	三甲胺	0.00021	刺激性鱼臭
丙烯醛	0.21	焦臭	氨	46.8	刺激性臭
丙烯氰	21.4	大蒜臭	苯胺	1.0	刺激性臭
丙烷氯化物	0.47	大蒜木腥臭	苯	4.68	溶剂臭
二硫化碳	0.21	蔬菜硫磺臭	甲基硫醇	0.0021	刺激性硫磺臭
氯醛	0.47	甘臭	对二甲苯	0.47	香甜气味
乙基硫醇	0.001	泥土臭	吡啶	0.021	焦油臭
丙烯酸乙醇	0.00047	塑料燃烧臭	苯乙烯	0.047	橡胶臭
甲醛	1.0	干草臭	二氯化硫	0.001	硫磺臭
硫化氢	0.00047	腐蛋臭	甲苯	4.68	刺激性臭
甲醇	100.0	香甜气味	异氰酸	2.14	医药用绷带臭
二甲基乙酰	46.8	焦臭	酚	0.047	医药品臭
对聚乙烯	4.68	氯化物溶剂臭	乙醇	10.0	香甜气味

《化合物嗅觉阈值汇编》给出了 1150 种化合物在空气中的嗅觉阈值、觉察阈值（r）、识别阈值（d），尽管汇编中各个文献给出的阈值差别较大，但为我们的研究和应用提供了参考。如常见的精油成分在空气中的嗅觉阈值：檀香醇 0.0074mg/m^3，香茅醇 0.04~0.05mg/m^3，芳樟醇 0.044~0.09mg/m^3（d）、0.009~0.011mg/m^3（r），

罗勒烯 0.0187mg/m^3，百里香酚 0.038~0.04mg/m^3（d），柠檬醛 0.1~0.5mg/m^3（d）、0.06~0.09mg/m^3（r），柠檬烯 0.21mg/m^3（d）、0.058mg/m^3（r）。

（2）气味强度等级

气味强度等级反映了人对气味的嗅觉反应，各国气味强度等级的分级不同，如我国和日本把气味分成 5 个等级，而德国分为 6 个等级，见表 5-2。

各国气味强度等级　表 5-2

气味强度＼国别	中国	日本	德国
0 级	未闻到任何气味	无味	无臭
1 级	勉强闻到气味	勉强闻到有气味（感觉阈值）	非常弱
2 级	较弱气味	能确定其性质的较弱气味（识别阈值）	弱
3 级	很容易闻到气味	很容易闻到，有明显气味	明显
4 级	有很强的气味	较强的气味	强
5 级	有极强的气味	极强的气味	非常强
6 级	—	—	极强

空间扩香的目的是改善嗅觉环境、实现疗愈功能。因此，为了改变嗅觉环境并辨别出精油的类别，空气中精油的浓度应达到气味强度 1 级且不高于 3 级，即达到精油的识别阈值为最佳。

值得注意的是：精油属于可挥发性有机化合物，即我们常说的 VOC，而 VOC 被作为室内空气污染物，受到了室内空气质量限值的约束。因此，尽管使用精油可以改善嗅觉环境，对人的身心有疗愈作用，但其浓度不宜超过室内空气质量的控制标准。长期高强度嗅觉刺激会造成嗅觉疲劳，影响呼吸系统健康。

5.1.2　空气中精油浓度的计算方法

空间扩香使得空气中精油的浓度发生变化，空气中精油的浓度取决于精油释放量、空间容积、房间通风换气量、精油的衰减沉降、气流的均匀性等诸多因素。为了方便分析计算，我们首先提出两个假设:

（1）假定扩香器散发的精油分子在室内是均匀分布的;

（2）假定室外进风能迅速均匀的与室内空气混合。

基于上述两个假设建立房间精油浓度的数学模型（图 5-1），房间体积为 V，单位时间精油释放量为 R_0，房间通风量为 Q，精油在房间的衰减率为 λ_0，建立室内精油浓度 C 与扩香时间 t 的变化规律。

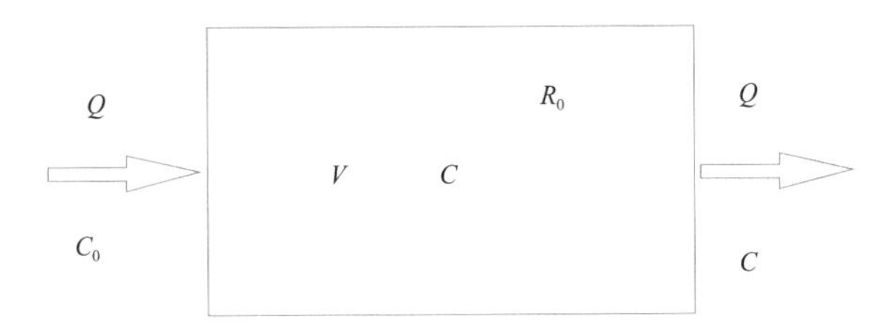

图 5-1　房间精油浓度模型

定义 dt 时间内房间精油浓度的变化量为 dC，则:

在 dt 时间内，房间精油变化量 = 室内扩香量 + 室外空气带入精油量 - 室内精油衰减量 - 空气带出的精油量，即:

$$V\mathrm{d}C=R_0\mathrm{d}t+QC_0\mathrm{d}t-\lambda_0V\mathrm{d}t-QC\mathrm{d}t \qquad (5\text{-}2)$$

式中　V——房间体积，m^3;

R_0——单位时间内精油的释放量，mg/h;

Q——房间的自然通风量，m^3/h。房间自然通风量和门窗以及建筑物的密闭性有关，取 $Q=kV$。其中：V 为房间容积；k 为换气次数。通常，门窗关闭时 k 取值 0.1~0.5。门窗开启时换气次数和室内外环境参数有关，有时 k 可达到 10 以上；

C_0——室外空气中精油的浓度，通常为 0，mg/m^3；

λ_0——精油在室内衰减系数。一般情况下，精油扩散到室内后，由于沉降、家具和壁面吸附、人体呼吸等因素，会有一定的衰减，其衰减量和精油性质、房间特性等有关，λ_0 参考取值 0.5~1。$\lambda_0=R'/V$，R' 为单位时间室内精油的衰减量。

对式（5-2）积分求解，得到室内精油浓度 C 随扩香时间 t 的变化规律：

$$C=\frac{QC_0+R_0}{\lambda_0 V+Q}\left(1-e^{-(\lambda+\frac{Q}{V})t}\right)+C_L e^{-(\lambda+\frac{Q}{V})t} \quad (5-3)$$

式中　C_L——室内空气中精油的初始浓度，mg/m^3。

分析式（5-3）：

当 $C_0=0$，$C_L=0$ 时（室外精油浓度为 0，室内初始精油浓度为 0）

$$C=\frac{R_0}{\lambda_0 V+Q}\left(1-e^{-(\lambda+\frac{Q}{V})t}\right) \quad (5-4)$$

可知：当 $t=0$ 时，$C=0$　即：扩香开始时，室内精油浓度为 0；

当 $t\to\infty$ 时，即：连续扩香时，室内精油浓度稳定到：

$$C=\frac{R_0}{\lambda_0 V+Q}=\frac{R_0}{(\lambda_0+k)V} \quad (5-5)$$

由式（5-5）可知，如果维持室内精油浓度为 C，那么单位时间内的精油消耗量为：

$$R_0=C(\lambda_0+k)V \tag{5-6}$$

由式（5-4）可以看出，室内精油浓度随扩香时间呈指数上升，最终接近 $\frac{R_0}{(\lambda_0+k)V}$，变化曲线如图 5-2 所示：

由式（5-3）也可以得到，连续扩香一段时间后停止扩香，则室内空气中精油浓度将由停止扩香时的 $\frac{R_0}{(\lambda_0+k)V}$ 逐渐变化为 0，变化曲线如图 5-3 所示：

也就是说，如果室内间歇扩香，室内的精油浓度将按照一定的规律波动，浓度变化曲线随间歇时间长短而不同，变化曲线见图 5-4 和图 5-5 所示。

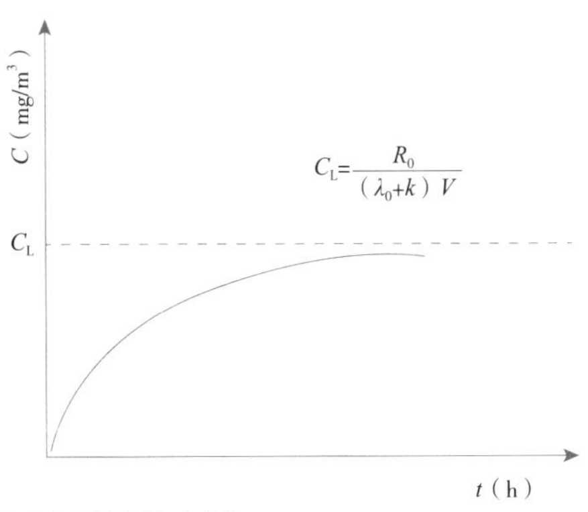

图 5-2　扩香时室内精油浓度变化

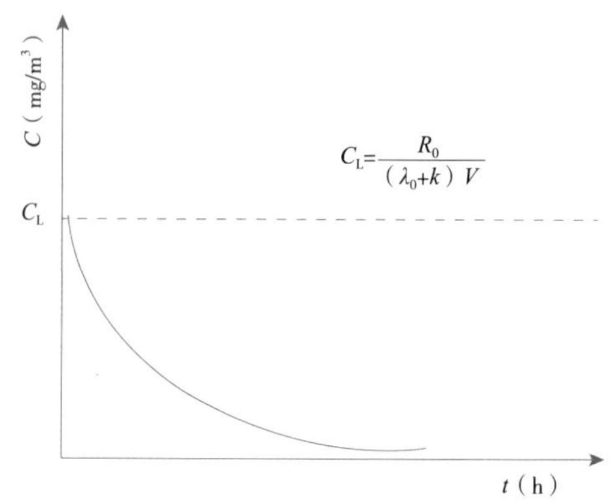

图 5-3　停止扩香后室内精油浓度变化

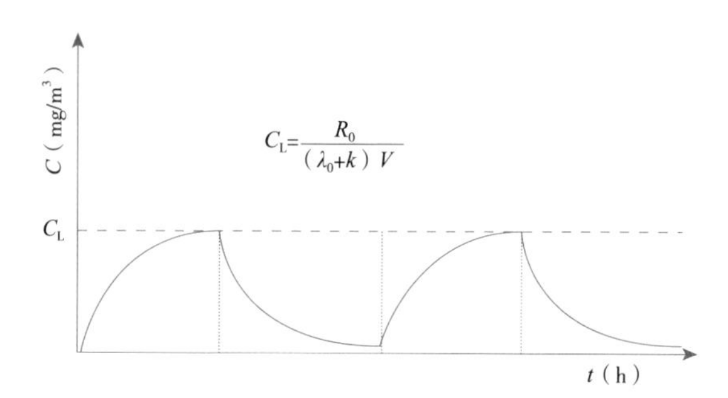

图 5-4　间歇扩香室内浓度变化（持续和间歇时间较长时）

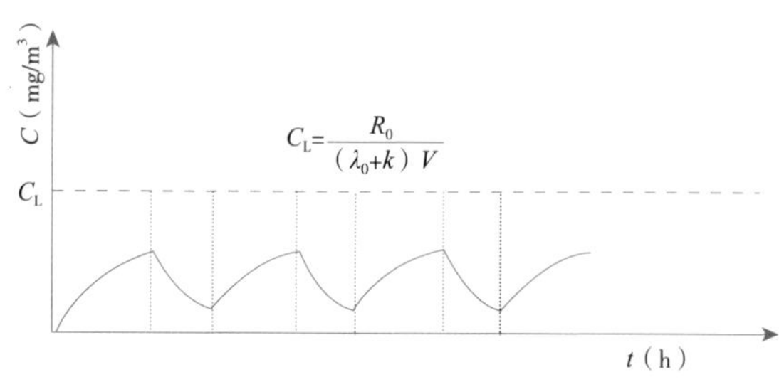

图 5-5　间歇扩香室内浓度变化（持续和间歇时间较短时）

【例题】

假定某房间要求精油扩香，已知房间体积 V=60m^3，房间换气次数 k=3，等效衰减系数 λ_0=0.5，选择的精油密度 ρ=0.9g/mL。

如果每小时室内扩香（纯精油或香精）0.1mL（2 滴），求室内空气中的精油浓度。

解：每小时扩香 0.1mL（2 滴）

即：R_0=0.1mL/h=0.1×0.9=0.09g/h

带入式（5-5）得空气中的精油浓度：

$$C=\frac{R_0}{(\lambda_0+k)V}=\frac{0.09}{3.5\times60}=0.00043\text{g/m}^3=0.43\text{mg/m}^3$$

实际使用过程中，家用超声波香薰设备每小时雾化液体 10~20mL，通常 100mL 水中加 4~6 滴精油，即每小时大约消耗 1 滴精油。

酒店、商场等大型二元流体雾化扩香设备，尽管采用纯精油扩香，但由于其雾化量小（1~5mL/h），可以根据需要间歇工作，且服务的空间大，因此，一般不会造成空气污染物超标。

值得注意的是，上述数学模型是在两个假设条件下建立的，实际上，受空间扩香方式、扩香气流分布、房间通风方式、房间气流分布等因素的影响，房间气流混合不均匀，室内精油浓度不可能均匀分布，靠近扩香设备出口的精油浓度会明显高于房间进风处，精油挥发后的密度与空气不同，也会造成浓度分层，因此，为了节约精油并满足香氛疗愈或嗅觉改善要求，应在人员活动区扩香。分析其浓度实际分布需要用到复杂的计算模型并借助 CFD（computational fluid dynamics）软件，本书不再赘述。

5.1.3 嗅吸刺激与精油浓度

许多学者通过嗅吸法，开展了精油对人体生理功效的研究。不同的嗅吸浓度对人体会产生不同的影响。

赵燕琳开展了基于嗅吸法的香柠檬精油对人体脑电波的影响研究，选取了 68 位志愿者试验，其中对嗅吸浓度喜好度的试验表明，2/3 的受试者都倾向于 3‰的浓度。研究表明嗅吸不同配方香柠檬精油确实能对人体脑电波产生一定的影响，使人更加兴奋、注意力集中，从而达到缓解疲劳、振奋精神的功效。

任晓亮开展了薰衣草精油及其复方精油对缓解紧张情绪的效果研究。研究选取了 60 名志愿者，分别测试嗅吸空白组、薰衣草单方精油、薰衣草复方精油，并分析大脑 β 波变化情况。研究表明，薰衣草单方精油最适宜的闻香浓度为 3‰，薰衣草、玫瑰、甜橙复方精油最适宜的闻香浓度为 2‰。嗅吸后 β 波显著降低，且女性更敏感。复方精油具有更好地缓解精神紧张的作用。

吴亚妮应用代谢组学方法研究精油抗焦虑功效，研究选取了 52 名女大学生，连续 10 天，每天在同一时间测试，测试时在 100m^2 房间四周扩香 2mL，嗅吸 45min。采集第 0 天和第 10 天尿样，通过研究人在嗅吸精油前后尿液中的代谢物变化，证明采用代谢组学方法捕捉看似微弱的精油香气的刺激下所产生的体内生理变化信号是可行的。发现人群中对精油香气存在明显“易感”和“不易感”群体，通过分析 29 种重要的差异代谢物，发现了与精油功效相关性较高的代谢变化。

目前大多数家用的超声波香薰仪是在纯净水中加入精油一起雾化，气雾扩散距离较近，依据 2‰ ~3‰的推荐浓度，可在 100mL 水中加入 4~6 滴精油，香薰时间 1~2h 为宜。易感人群（儿童、呼吸道患者）适当降低浓度、缩短扩香时间，切勿高浓度、长时间熏香。

对于二元流体扩香机，采用的是纯精油雾化方式，出口精油浓度达到 100%，必须尽快稀释扩散，因此，房间内气流分布和空气中精油浓度控制尤为重要。

5.2 精油扩香设备分类与原理

5.2.1 精油扩香设备分类

精油扩香的实质是将液态的精油转变为气态，从而与室内空气混合。精油扩香设备种类繁多，按照精油的蒸发方式，精油扩香设备可分为自然挥发、加热蒸发、雾化蒸发三大类，如图 5-6 所示。

自然挥发类的包括液面自由挥发、扩香石、藤条等；加热蒸发类的包括香薰炉、精油蜡烛等；雾化蒸发类的包括超声波雾化器、二元

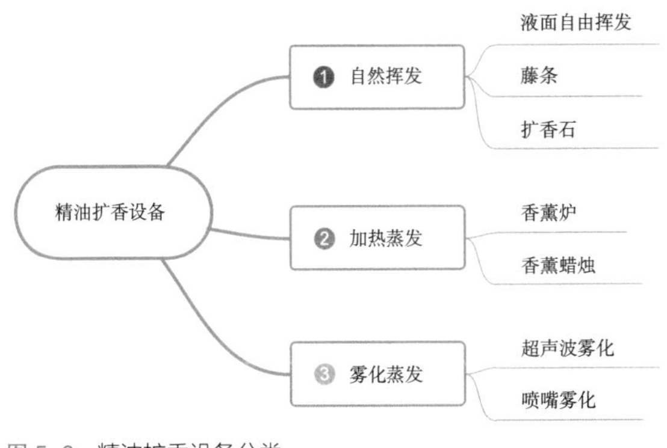

图 5-6　精油扩香设备分类

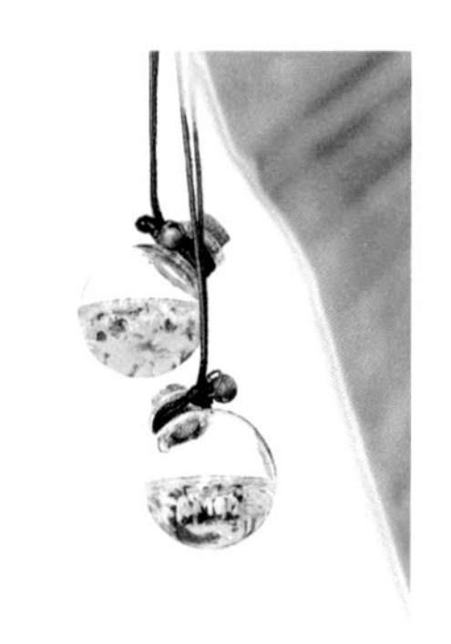
图 5-7　自然扩香挂件

流体喷嘴雾化器等。这些扩香设备的精油蒸发量差异很大，适用场所不同；设备的使用和控制要求差异也很大。为了有效地利用精油并保证使用者的安全和健康，有必要对各类扩香设备进行理论分析并规范使用。

5.2.2　自然挥发类扩香设备

（1）液面自由挥发

液面自由挥发是指将精油（或混合液）装在特制的瓶中，瓶子和外部空气连通，精油靠自然挥发扩散到空气中，如图 5-7 所示。类似暴露的水面向空气中散发水蒸气，其释放规律可以描述成对流传质。

对流传质是指流体与流体壁之间，或两个有限互溶的流体之间的质量传递过程，这个过程既包括由流体位移所产生的对流作用，同时也包括流体分子间的扩散作用。在对流传质过程中，存在一个浓度边界层，浓度边界层的传质符合对流传热的牛顿公式:

$$N_{\mathrm{k}}=K_{\mathrm{c}}\Delta C_{\mathrm{A}} \tag{5-7}$$

式中　N_{k}——传递速率；

K_{c}——对流传质系数，与流体性质、流动状态、几何参数等有关；

ΔC_{A}——传质组分 A 的浓度差。

对于自由液面，精油挥发可借鉴水面蒸发散湿的公式：

$$W=(A+kV)(P_b-P_0)\frac{B}{B_0}F \qquad (5\text{-}8)$$

式中 W——精油蒸发量，mL/h；

A——在不同温度下精油的扩散系数，mL/（$m^2 \cdot h$）；

K——由实验得到的经验系数；

V——精油液面的空气流动速度，m/s；

P_b——精油蒸发表面饱和分压力，Pa；

P_0——周围空气中精油的分压力，Pa；

B——实际环境大气压力，Pa；

B_0——标准大气压力，Pa；

F——精油液面表面积，m^2。

可见，精油的挥发与扩散系数、气流速度、分压力差、自由液面面积有关，其中扩散系数又与精油种类、环境温度有关，饱和分压力同样与温度有关。也就是说，精油自然挥发量与空气的温度、流速、液面大小以及精油的种类有关，温度高、流速大、面积大、精油易挥发时，扩散进入空气中的精油量就大。

在实际应用时，将精油瓶放置在汽车空调出风口附近，可加大精油液体表面流速（强制对流）如图 5-8 所示。

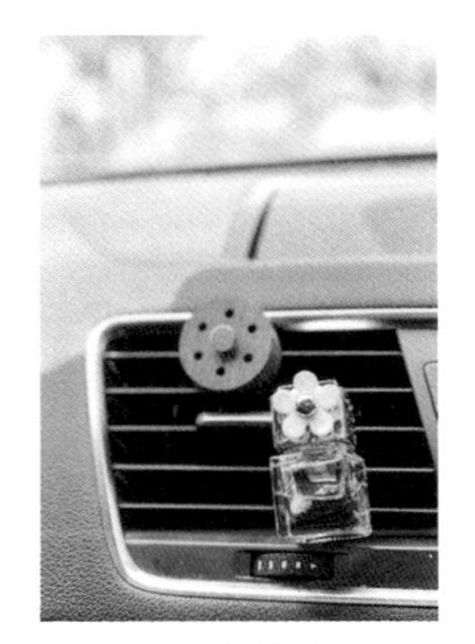

图 5-8　车内扩香

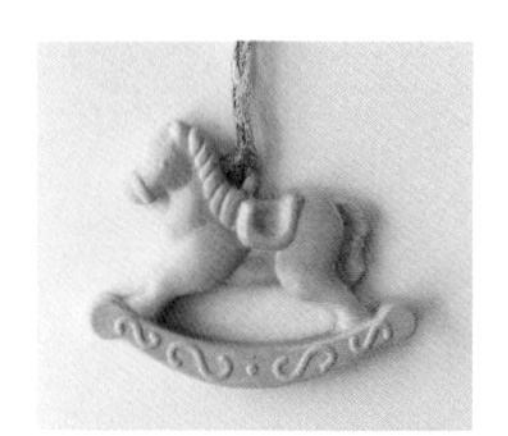

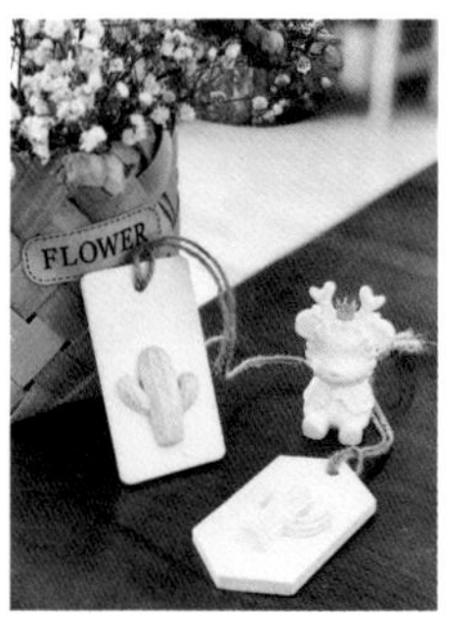

图 5-9　不同造型的扩香石

（2）扩香石

扩香石具有安全、方便、不破坏植物精油原有成分等优点，同时它的造型风格多样、百搭，可以点缀空间环境、彰显品位，带给我们嗅觉和视觉的双重享受，是使用植物精油必备的搭档产品，如图 5-9 所示。扩香石不同于普通的用加热方式促进精油挥发的设备，味道不会那么浓烈，但散发的时间更长，特别适合喜欢淡淡香味、慢慢享受芳疗的人士使用，因为不需要加热，精油用量相对节约。

扩香石的使用方法：

首次使用前，将扩香石置于清水中浸泡 2~3h，然后取出阴干；

在扩香石的任何部位滴上 1~10 滴单方精油，静置半分钟至精油完全吸收；

将滴完精油的扩香石悬挂或摆放在任意你喜欢的地方；

待精油的香气挥发散尽之后，可以重新滴入精油。（在更换不同种类精油时需要再用清水浸泡扩香石一次，以排出之前其吸收的精油）

扩香石上精油的挥发符合描述扩散传质的菲克定律：

$$J_{AZ}=-D_{AB}\frac{dC_A}{dz} \quad (5\text{-}9)$$

式中　J_{AZ}——组分 A 在 Z 轴方向上的扩散速率；

D_{AB}——A 组分在 B 组分中的扩散系数；

$\frac{\mathrm{d}C_A}{\mathrm{d}z}$——组分 A 在 Z 轴方向上的浓度梯度。

也就是说，精油在扩香石上的挥发，开始时由于空气中精油浓度较低、扩香石中的精油浓度高，扩散挥发量较大。随着扩香石中浓度降低，扩散量会慢慢成指数衰减，直至挥发完毕。由于扩香石微孔的吸附作用，会有微量残留。

（3）藤条

藤条扩香的原理：香薰精油通过一定的载体（如藤条、草花、棉绳等）扩散到空气中。

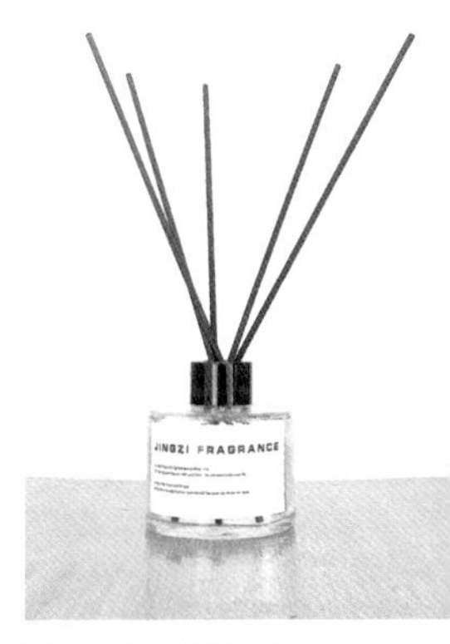

图 5-10　藤条扩香

藤条扩香由容器、藤条、香薰精油（稀释后的精油液体）等部分组成，如图 5-10 所示。

藤条扩香的方法：打开瓶塞，将藤条的一端浸入香薰精油中，待藤条湿润后取出，再将另一端放入瓶中即可。如果是在小空间内使用（如浴室），插入少量藤条即可达到效果；如果是放在大的空间内，可适当增加藤条的数量。香薰精油挥发完后，可以进行补充，藤条也可以继续使用。

香薰精油在藤条上的挥发符合非饱和多孔介质毛细与蒸发耦合作用机理。其毛细高度和吸收量取决于介质的孔隙和液体的性质等，是一个非常复杂的物理过程。

毛细作用只在一定孔径范围的毛细孔隙中发生，在大孔隙及闭合孔隙中并不会出现。藤条被认为是一种多孔物质，当插入含精油的液体后，其空隙处于非饱和状态，吸水性主要受毛细作用和重力的影响。在描述非饱和孔隙结构中的液体传输时，通常采用圆形毛细管理论近似描述孔材料中的毛细吸液过程，由于毛细作用和重力作用的共同结果，多孔材料的渗透高度有最大值限值。在毛细管中液体渗透高度的表达式如下：

$$h=\frac{2\sigma\cos\theta}{\rho gr} \tag{5-10}$$

式中　h——毛细管吸液高度，m；

　　　θ——气液界面与固液界面的接触角，它只由接触的液体与固体的性质决定；

　　　σ——气液界面表面张力，N/m；

　　　ρ——液体的密度，kg/m^3；

　　　r——毛细管半径，m。

非饱和多孔材料中的毛细吸液过程可采用 Richard 公式表示。其物理意义是质量守恒定律，即将非饱和孔隙内的渗透同质量守恒相结合。

$$\frac{\partial\theta}{\partial t}+\mathrm{div}V_{\mathrm{D}}=0 \tag{5-11}$$

式中　θ——任意时刻任意位置处对应单位体积内的含液率；

　　　V_{D}——达西流或单位面积上的流量，L/s。

在多孔材料中，液体丢失的途径通常只有一种，即蒸发作用。处于初始完全干燥状态的孔隙结构，在蒸发作用存在时毛细吸液过程将会发生变化。假定孔隙一端吸液，另一端发生蒸发作用。当蒸发率超过吸液率时，孔隙中的含液率将会降低。在蒸发作用由小到大的发展过程中，必定存在一个平衡或稳定的阶段，在此阶段，液体的分布将处于稳定状态。试验研究表明，多孔材料的毛细吸液过程是一个早期吸液速度较快、吸液量较大、曲线呈线性增长，而后期吸液速度降低、吸液量减少、曲线较为平缓的过程。

5.2.3 加热蒸发类扩香设备

（1）香薰炉

香薰炉又叫熏香炉、香精炉或者精油炉，是一种用于扩香的小炉子，作用是为居室添香，如图5-11所示。香薰炉造型精美、外形典雅，始于东汉时期，发展至今，已经在自身作用之外演变成一种工艺品，当代香薰炉制作分为两大类。一类是传统香薰炉，以瓷质和铜质仿明清香薰炉为主，大量的仿宣德炉就属于此类；另一类是创新香薰炉，从古代香薰炉中提取艺术元素，制作出了样式新颖的香薰炉，以瓷质的为主。现在市场常见的香薰炉主要有烛火香薰炉和电热香薰炉两种类型。

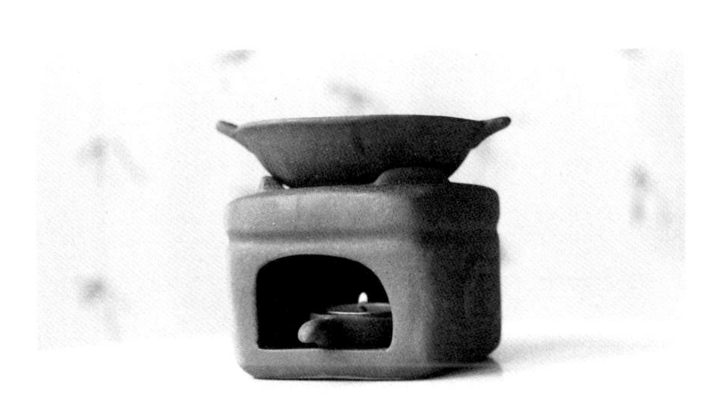

图5-11 香薰炉

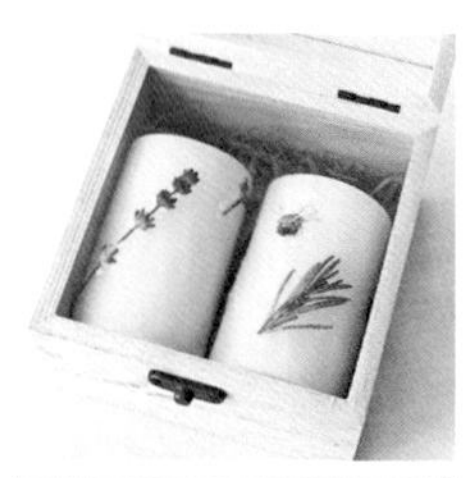

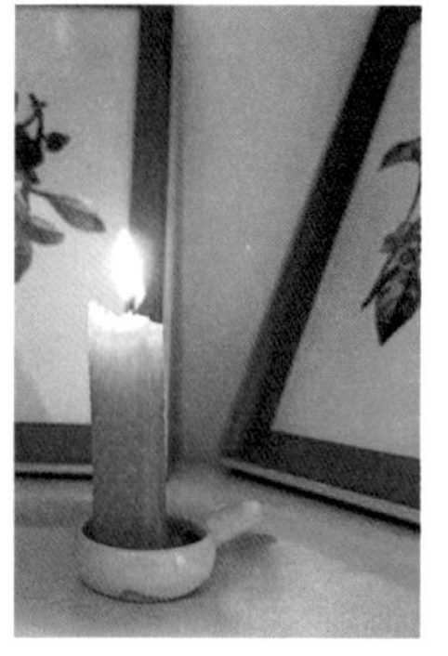

图 5-12　香薰蜡烛

烛火香薰炉的使用方法：在香薰炉顶端的碗里倒入大约 2/3 的热水，在热水中滴入喜欢的精油 2~3 滴，取出专用蜡烛，点燃后放置在香薰炉下面加热。水温升高之后，香气就会扩散出来，香气浓郁之后，可根据需要吹灭蜡烛。

电热香薰炉的使用方法：将香薰炉的电源插头插在插座上，在香薰炉上方的凹槽内加入七八分满的热水，并滴入精油（小夜灯式的香薰炉滴入 2~3 滴即可，大的水晶香薰炉要滴入 3~5 滴）。打开香薰炉的开关，几分钟之后，香气就会蔓延开来。

无论是使用烛火香薰炉还是电热香薰炉，陶瓷材质的香薰炉都是最好的选择，陶瓷香薰炉的扩香效果最好。如果是出于方便考虑，或是夜间长时间点香，可以选择电热熏香炉，实现持续扩香。

（2）香薰蜡烛

香薰蜡烛是给居室添香的一种比较传统的方式，如图 5-12 所示。其特点是易携带、使用简单，可以随时扩香，使用的原料也很环保，棕榈蜡、大豆蜡是其主要原料。蜡烛价廉物美，价格从几元到几百元人民币，选择非常多。由于制作工艺和成本控制等问题，有的商家采用石蜡和工业香精调制。

蜡烛燃烧并不是固体蜡燃烧，而是点燃的棉芯释放出热量使固体蜡融化，再发生汽化生成蜡蒸汽，蜡蒸汽是可燃的（固体并不可燃）。蜡芯通过毛细吸管现象，不断把融化的蜡吸引到燃烧的地方，补充燃料，不断燃烧，直到吸上去的蜡不足以支持蜡芯的燃烧使蜡芯燃掉。纯净的蜡烛燃烧生成 CO_2 和 H_2O。

在宁静的夜晚，或者需要营造一个浪漫的氛围时，蜡烛必不可少。跳动的火焰和弥漫的芳香，温暖的感觉油然而生，通过芳香，缓释生活的紧张与忙碌。蜡烛可以在办公室、居所等任何理想的地方使用，是欧美流行的香薰方式之一。

但是，有研究认为：香薰蜡烛燃烧会造成室内空气污染物超标！

美国南卡罗来纳大学化学教授鲁胡拉·马苏迪及其研究小组对由石油基蜡（石蜡）或植物基蜡制成的无香味、无色素、无染料蜡烛进行了对比研究。结果发现，植物基蜡烛不会产生任何潜在有害污染物，而石蜡蜡烛燃烧后会产生致癌物甲苯和苯。这些化学物质会损害大脑、肺脏和中枢神经系统，并导致儿童发育迟缓。如果长期在家使用石蜡蜡烛，就会使室内的危险污染物浓度升高，进而增加癌症及哮喘等呼吸道疾病的风险。

美国马里兰大学的一项研究发现，目前常见的市售香熏蜡烛中还含有丙酮、苯酚、甲苯、乙酸苄酯和柠檬烯等多种有害物质，这些物质会干扰体内激素平衡，增加哮喘、慢性肺病和过敏反应等疾病风险。

美国环保署的一份研究报告指出，燃烧蜡烛（特别是香薰蜡烛）是室内空气中碳和金属颗粒的一大来源，可能会导致室内空气中铅等重金属超标，构成严重健康隐患。

因此，香薰蜡烛的选择一定要慎重，要选择使用植物蜡制做的蜡烛。关于香薰蜡烛的使用时间：一般情况下，建议每燃烧 2~3h 停止，并保持室内空气流通。同时，燃烧的蜡烛需放在防火的容器上，并放在小孩触碰不到的地方。燃烧的蜡烛容器会比较烫手，故需熄灭冷却后再移动。为避免火灾，应在有人的时候使用。

5.2.4 雾化蒸发类扩香设备

（1）超声波雾化器

超声波雾化器（振荡频率为 1.7MHz 或 2.4MHz，超过人的听觉范围，该电子振荡对人体及动物影响不大）通过陶瓷雾化片的高频谐振，将水和精油雾化打散，产生直径为 0.1~5μm 自然飘逸的冷雾，不需加热或添加任何化学试剂，如图 5-13、图 5-14 所示。与加热雾化方式比较，能源节省 90%。另外，在雾化过程中将释放大量的负离子，其与空气中飘浮的烟雾、粉尘等产生静电反应，使其沉淀，有效去除甲醛、一氧化碳、细菌等有害物质，使空气得到净化，减少疾病的发生。

整个超声波雾化系统可以分为：间歇工作控制、水位控制、换能器、振荡器和电源变换五个功能部分。

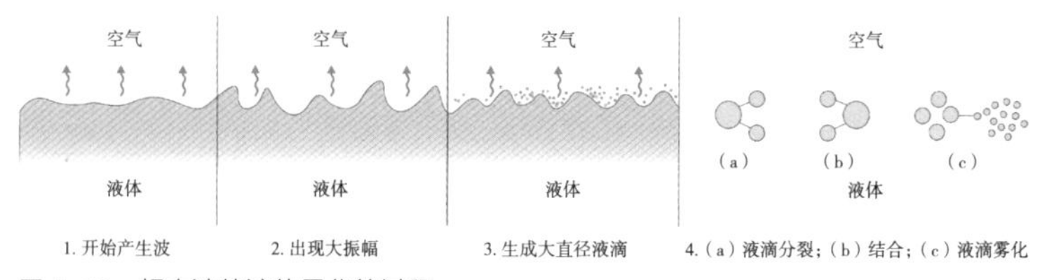

图 5-13 超声波使液体雾化的过程

电声换能器型超声雾化是利用换能器将高频电磁振荡转化为超声机械振动，然后将液体破碎成雾。主要有两种雾化形式：一种是声表面张力波型，利用压电换能器产生的超声波直接将液体雾化；另一种是低频超声雾化喷头型，超声波通过谐振腔或变幅杆，将振动幅度放大后再将液体雾化。

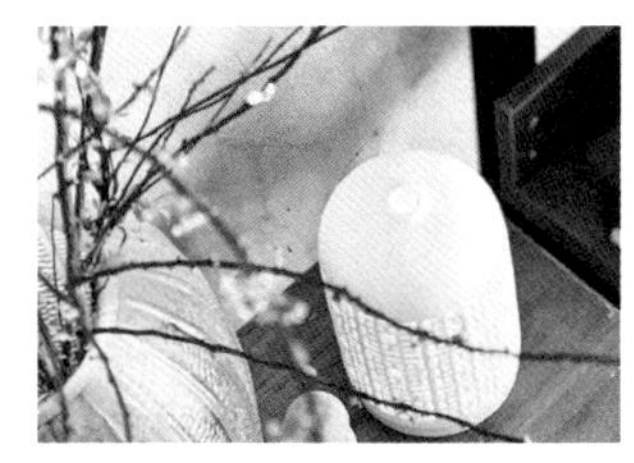

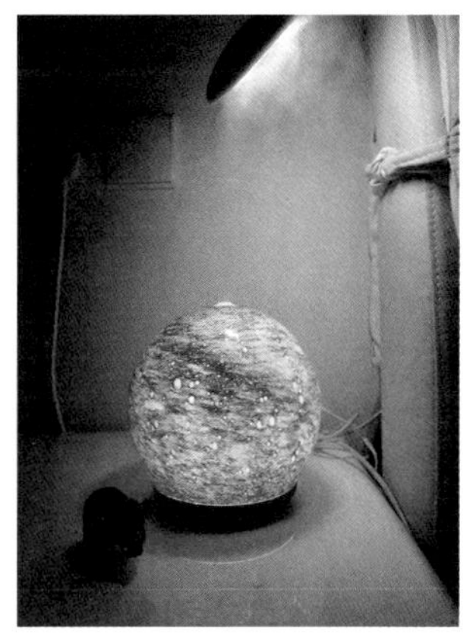

图 5-14　超声波雾化器（香薰灯）

1）声表面张力波型超声波雾化器

声表面张力波型超声波雾化器，采用一种能在压电基底表面激励产生声表面波的叉指结构，该结构在交流电压的激励下，沿压电基底浅表层传播的一种机械波，称为声表面张力波，该声表面张力波具有能量集中的优点。当声表面波传播经过流体时，则会以漏声表面波的形式向流体辐射能量。当叉指换能器在低功率的驱动下，流体在声表面波辐射的漏声表面波作用下产生流动或者振动。当驱动功率逐渐增大时，表面声波像液体辐射的漏声表面波的能量也逐渐增大，致使流体产生流动甚至雾化。

图 5-15 所示为声表面波雾化原理，即当驱动功率增加到一定时，声

表面波向液滴辐射的能量会在液滴表面形成表面张力波，该表面张力波作用于液体，使得连续的液体突破表面张力，从而实现了对液体的雾化。声表面张力波型超声雾化器具有结构简单、成本低廉、雾化效果好、雾化精度高等优点在医疗器械、生物技术以及家用加湿器等领域得以广泛运用。

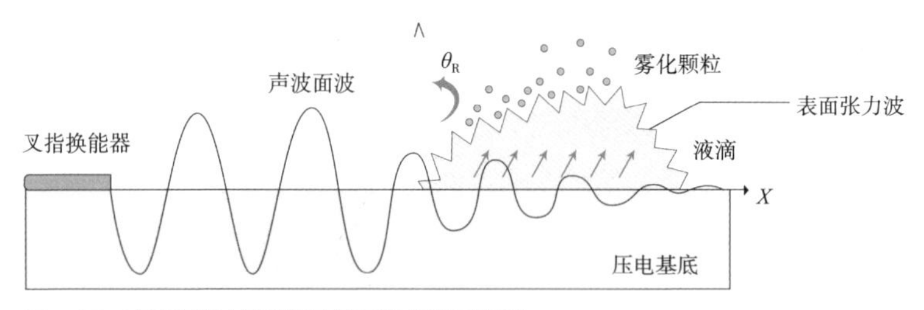

图 5-15　声表面张力波型超声波雾化原理示意图

2）低频超声波雾化器

超声喷嘴原理：当液体喷射到一个快速振动的固体表面时，就会在固体表面形成一层波状液体薄膜，随着固体振动振幅的增大，液膜表面波的振幅也增大，当液膜表面波的振幅增大到一定值时，波的顶部就会变得不稳定并破裂，从固体表面喷射出大量细小的雾状液滴。该喷嘴实际上是一个共振装置，它由夹在金属外壳内的一对压电圆片组成，雾化面位于喷嘴出口处，如图 5-16 所示，两个压紧的压电圆片作为高频电输入的一极，金属外壳作为另一极。当两极的极性随高频输入信号往复变化时，压电圆片就会以输入信号相同的频率发生振动，振动产生的超声压力波沿喷嘴轴向传播，造成喷嘴端部发生与输入信号同频率的振动。设计的喷嘴长度正好等于一个压力波的波长，压力波在喷嘴两个端面来回反射造成压力波的叠加和共振，形成标准波模式。由于自由端边界条件的限制，波峰位于喷嘴的两个端面处。振动振幅的大小与外壳的直径有关，由于喷嘴出口端外壳的直径变小，因而振动的波幅被放大，出口端振幅远大于入口端振幅，增大的幅度与喷嘴直径的变化相等。根据雾化的需要，压力波振幅最少应放大 6~8 倍，喷嘴出口端的振幅起码应有几个微米。

超声喷嘴是一种电控喷嘴，它的最大优点是在很低的液体传播速率下能够获得极佳的雾化质量，液滴细小而均匀，雾化直径可达 1~5μm。超声波喷嘴的流量范围一般都比较大，超声波喷嘴不依靠空气的力量来分解液体流进行雾化。因此，同一溶液，单位时间内喷嘴雾化的液体量，主要由喷嘴结合使用的液体输送系统控制。

（2）喷嘴雾化器

雾化是指将液体分散、撞击形成不连续的液滴混于周围气流的现象。喷嘴雾化是将液体通过喷嘴喷射进入气体

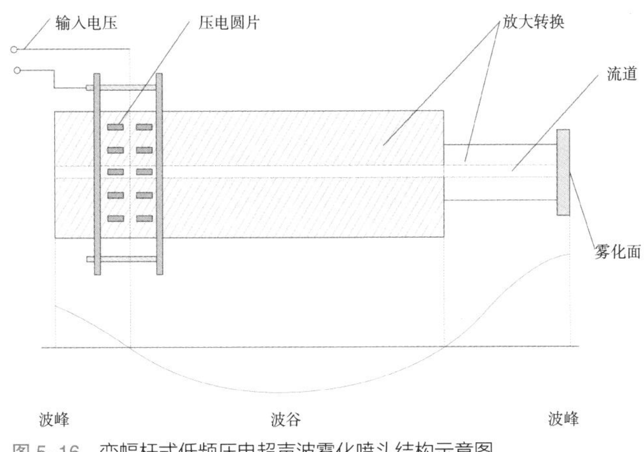

图 5-16　变幅杆式低频压电超声波雾化喷头结构示意图

介质中，使之分散并碎裂成小颗粒液滴的过程。由于液体相对于空气或气体的高速运动，或者由于机械能的施加和喷射装置的旋转或扰动，液体会雾化成各种尺寸范围的细小颗粒。

喷雾可以由多种途径产生，但不论哪种途径，都具有以下几个基本因素：①圆柱液体或液膜喷射表面波的发展和气体的扰动作用，它涉及喷射表面波的形成与发展理论和空气动力学，由此会导致喷射液体碎裂成片、线、大颗粒液滴，直至最终的小颗粒液滴；②喷嘴的几何形状、喷嘴内部的流动特性、喷射压力与环境气体背压的差值、气体介质的性质和液体本身的物理特性，它们对确定喷雾的形态、锥角、贯穿度、液滴尺寸和速度随时间、空间的分布至关重要。以上这些因素并非独立存在，而是相互影响、相辅相成，最终决定了雾化的效果。

喷雾机理的研究一直是喷雾学的难点之一，尚未完善。其物理模型和数学模型的建立要求研究者具有扎实的流体力学和数学知识。各种边界条件的正确确定和数学推导的严谨性要求很高，有时甚至需要反复研讨才会有所进展。根据形状和喷射的特点，喷嘴可以分成许多类型，每种喷嘴都有它特定的用途和雾化的特点。在喷嘴的喷雾过程中，液体的物理性质——密度、黏度和表面张力极大地影响着喷嘴的流动特性和雾化特性。喷雾使连续的液体碎裂成为细小的液滴，液滴的稳定将取决于液体的表面张力，它阻止液滴表面的变形，雾化所需要的最小能量就等于表面张力系数乘以液体表面积的增加量。因此，无论喷雾发生在何种情况下，表面张力都是雾化过程中十分重要的液体物理性质。在大多数情况下，黏性是最重要的液体性质，虽然它对喷雾影响的敏感程度不如表面张力，但是它的影响不仅体现在雾化液滴的尺寸分布，还体现在喷嘴内部的液体流动速率和雾化模式。蒸发将使雾化的大颗粒液滴变小，小颗粒液滴成为气体，即粒径为零。它与液滴的相互碰撞一同直接影响液滴的存留时间，从而使液滴的尺寸随着时间的推移而重新分布。

根据使用场所不同，喷嘴有很多形式，常见的有压力喷嘴、旋转喷嘴、两相流喷嘴、超声喷嘴、静电喷嘴等。

压力喷嘴。压力喷嘴是将液体通过细小的喷孔高速喷入较低速的空气环境中，当液体的压力足够大时，高速的液体射流会很快破裂，雾化成大量的细小液滴。压力喷嘴常用于内燃机燃烧室、燃气轮机、火箭等高速飞行器等。

旋转喷嘴。旋转喷嘴液体喷射到一个旋转面上，在离心力的作用下均匀地向四周散布，这种喷嘴为旋转喷嘴。旋转喷嘴的液体雾化流量较大，多用于化学工业，近年来用于飞机喷洒杀虫剂。

静电喷嘴。静电喷嘴的流体流动速率非常低，其实际应用仅限于喷墨绘画和喷墨打印机。超声喷嘴的原理已在 5.2.4 节介绍，不再赘述。

两相流喷嘴。两相流喷嘴利用高速气流在喷嘴内或外部（喷口处）与低速液体混合，借助空气流动增强液体雾化，尤其是低喷射压力下的雾化，这种喷嘴称为两相流喷嘴。它包括空气助力喷嘴、喷气喷嘴、气泡喷嘴、气哨喷嘴等形式，广泛应用于燃气轮机、燃油锅炉和其他工业领域。

目前用于精油扩香的雾化喷嘴，多采用两相流技术。但是作为精油扩香设备而言，由于使用环境香气浓度不宜过高，因此精油扩香喷雾要求雾化量很低、雾化粒径很小，常用的工业雾化喷头不太适用于大空间扩香设备。因此，精油扩香设备基于二元流体雾化技术进行了改进，下面介绍市场上采用较多的两种精油雾化喷头设备。

1）虹吸式精油雾化器

虹吸式精油雾化器主要由雾化喷头、气泵、瓶体、控制电路、外壳等组成。雾化喷头内部结构如图 5-17 所示。

当气泵工作时，气泵输出的高速气流从进气接口 17 进入到密封盖 18 的内部腔体并从出气口 13 排出；在虹吸原理的作用下，精油从软管 8 底部依次经过软管接头 6、下部空腔和通孔 9，进入到密封盖 18 内部空腔与气流混合，高速的气液混合物通过喷嘴喷出到上盖板上，将液体雾化成微米级的细小颗粒，进行初步雾化，最后从出气口排出；而出气口喷出的气液混合物击打在上挡板 15 上，进行二次雾化，然后雾化的精油在气体的作用下从雾化喷口 13 喷出；相对微小的颗粒会浮在空气当中，随气流飘出并与外界空气进行热交换，转化为气体，颗粒越小，越容易转化为气体；相对较大的颗粒或液态的精油落到下挡板 14 和下挡板 16 之间，其中下挡板 14 阻挡液

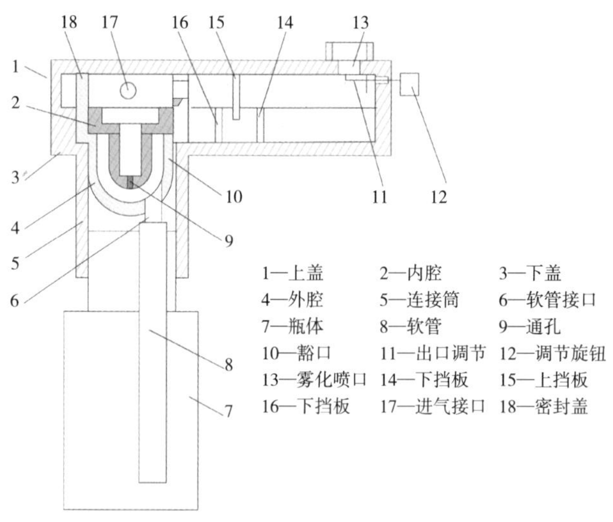

图 5-17　精油扩香雾化喷头结构原理图

态精油流向机壳右侧，下挡板 16 中部设置的开口使得精油能够顺利地回流到豁口 10 与连接筒 5 的内壁形成的回流通道中，从而回流到精油瓶 7 中。

由于精油为油性物质，其黏度很高，如果雾化颗粒过大，颗粒会黏附在其他物体上。通过该喷嘴结构，可以将精油雾化液滴控制在 3μm 以下，从而使液体雾化的效果更好，雾化量更大。虹吸式精油雾化器结构简单，使用灵活方便，雾化效果好，实用性强。使用时将其装设于中央加香器及芳香传播系统中，气嘴连接至中央加香器及芳香传播系统的气泵，实现空间扩香的功能，如图 5-18 所示。

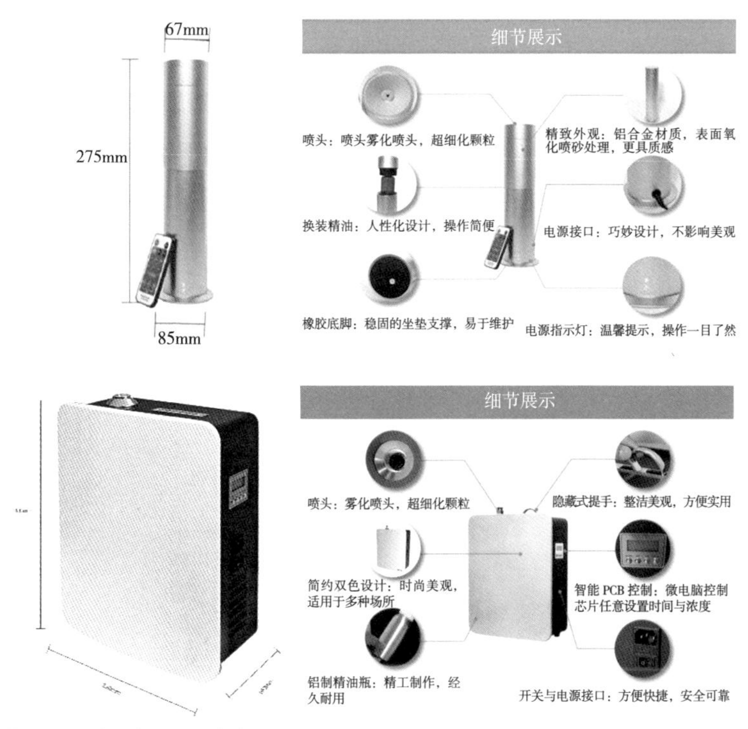

图 5-18　商业场所二元流体扩香器

虹吸式精油雾化器适用于大型商用扩香设备，通过通风空调系统的辅助气流使香气快速扩散到环境中，能够最大限度地扩大香味覆盖范围。

2）冷香仪

冷香仪是采用二元流体雾化的另外一种扩香器，它的原理可以利用流体流动的能量方程－伯努利方程予以解释。

依据流体的能量方程式，流体在管道内流动时，由于阻力和流速的变化，各断面的压强会发生变化。管道中任一点的全压等于动压与静压之和，也就是说全压减去动压即为静压值。沿气流流动方向将各断面的全压和静压分别连成线，得到全压线和静压线，如图 5-19 所示。由气流压强分布示意图可以看出，当管道断面急剧缩小时，在全压值变化不大的情况下，由于动压值随气流速度增加而急剧增大，致使该区域的静压值为负值，即该处的静压低于大气压。如果此处有细小孔口的话，该处不是漏气而是从管道外向内吸气。

冷香仪由储液皿、雾化喷头、气泵、上部开孔的玻璃罩等组成，常见的冷香仪如图 5-20 所示。

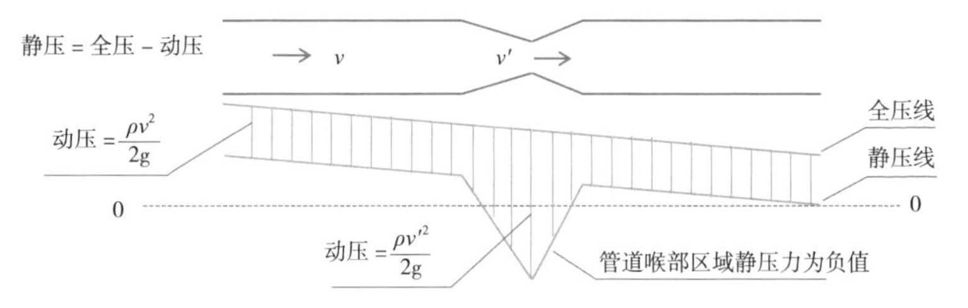

图 5-19　管道内气流压强分布示意图

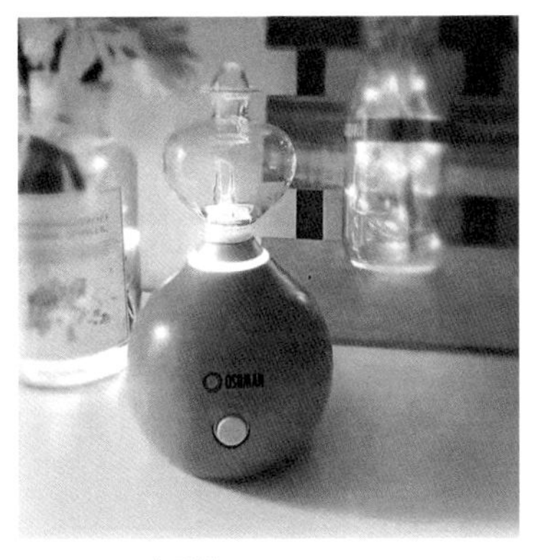

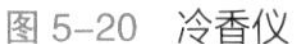

图 5-20　冷香仪

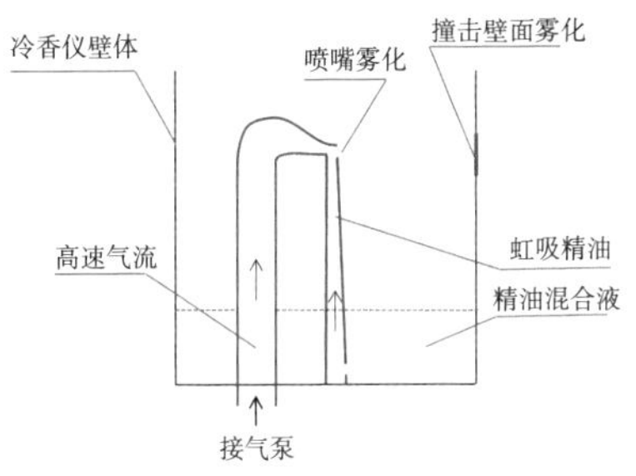

图 5-21　冷香仪工作原理图

冷香仪工作原理如图 5-21 所示。雾化喷头由空气管和液体管组成，两路管道在喷嘴口部汇合。空气管出口前有一局部缩小的喉部，当气泵给出的空气流经该喉部时，气流速度急剧加大，此处的动压忽然增加，而全压变化很小，使得该处的静压变为负值。连接液体的管道在该负压的作用下，将精油吸出并与空气气流汇集，从喷嘴喷射而出，部分精油液体被汽化，未被汽化的精油液体随气流撞击罩体壁面，被进一步粉碎汽化。被汽化的精油与气流一起由冷香仪出口排出至室内，未汽化的液滴沉降到底部流回储液皿中。

使用时，将调制好的精油倒入储液皿中，开启气泵，雾化器开始工作，含精油的气流缓缓进入室内。喷嘴多为玻璃材质，不与精油发生反应，且清洗方便，不易堵塞。精油不需加热，以防精油氧化变质；不需加水，精油遇水易造成乳化反应，易酸败变质；不需加植物油，有利于精油雾化更完全。

5.3 扩香设备的应用

5.3.1 局部扩香设备的应用

局部扩香设备是指独立运行，为某个区域和局部空间扩散香气的设备。其雾化量较小，香气分布受空间布局和环境气流的影响，香气的传播主要靠气流的扩散。

（1）居家扩香

居家香氛，可以根据主人的喜好选择适合的香味。从香味仅仅是掩盖异味的观念中解脱出来，营造清雅的、温暖的、迷人的气息，根据时间和空间的不同，做出不同选择。如：客厅，适合比较优雅的花香，淡淡的香气能让人感受到主人具有格调、注重细节的生活态度，能镇静情绪、缓解紧张，能使客人放松心情，更好地交流。书房，可以选用能振奋精神的柑橘、薄荷类香气，能集中精神、提神醒脑、提高工作效率。卧室，可以选择凝神助眠的薰衣草、洋甘菊，或制造浪漫气氛的玫瑰、铃兰等。卫生间，可以选择柠檬等水果香气，改善空气状况，掩盖异味。

（2）车内扩香

车内扩香，主要采用自然挥发类扩香设备，目的在于掩盖车内散发的各种异味，营造清新的车内环境。同时，选择的香气应有助于提高人的警觉力和判断力，提高驾乘的安全性和舒适性。

（3）公共卫生间扩香

目前在国内，卫生间扩香的应用已有较长时间。在高档酒店、机场候机厅、高铁站、高速公路服务区等公共场所的卫生间，已普遍应用。其采用的雾化设备大多是二元流体雾化器，雾化液多为廉价的香精，其主要目的是掩盖或消除卫生间的异味。随着新冠病毒的流行或在流感高发季节，雾化液中除了香精、香料外，可加入一些温和的杀菌液，辅助灭杀空气中悬浮的微生物。

（4）商场和酒店扩香

环境气味在某种程度上可以引导消费者的情感线索，并影响后续由此产生的产品评价。嗅觉营销是一种具有潜力的营销方法，可以提高特定商店的消费潜力，增加消费者在店内的逗留时间。气味有助于形成感官体验，感官体验帮助顾客在心目中构建出持久的记忆画面，建立品牌意识并构建出暂时的和持久的品牌印象。在短期的市场营销活动中，围绕在产品或品牌周围的气味在其中扮演的角色是吸引消费者的注意。而在长期的战略计划中，气味成为形成企业身份的关键元素之一。

目前，很多品牌都采用了嗅觉营销策略。在服务的情境中，气味可以提升顾客的幸福感并营造出良好的氛围。同时气味可以加强顾客对品牌的忠诚度。如香草（Vanila）和克莱门氏小柑橘（Clementine）的气味可以让顾客不经意间在柜台、商店或是超市停留更长的时间。

高档酒店也非常关注嗅觉环境的营造，在酒店大堂、电梯厅、走廊、甚至客房内配备了扩香设备。一些酒店提供“香薰房”特色服务，在夏季通常使用让人感到凉爽的柠檬香、薄荷香，在冬季使用让人感到温暖的迷迭香、松木香等，让客人能够在充满香气的环境中安然入眠。

5.3.2 集中式扩香设备的工程应用

集中式扩香设备，是指应用于大空间（如礼堂、剧院）、大型公共场所（如机场候机大厅、高铁站出发大厅）等场所的嗅觉环境改善设备，通常采用二元流体扩香设备。集中式扩香设备通常与建筑的通风空调系统配套使用，利用环控系统的风机、管道、风口，将集中处理的含香氛的空气送达建筑物的各个区域。其典型的应用方式如图 5-22 所示。

根据工程扩香需求，大型系统扩香可以分为全工程、特定区域、特定房间三种形式。全工程扩香通常采用大型扩香机设备，安装在空调总送风干管，对工程所有使用空调的房间扩香，改善工程整体嗅觉环境。特定区域扩香采用中型扩香机，安装在空调区域送风支管，实现对某特定区域扩香。特定房间扩香类似室内扩香，采用小型扩香机，安装在特定房间送风口，调节特定房间嗅觉环境。

（1）扩香设备的设计选型

对于大型系统扩香，无论是全工程还是特定区域，通常采用集中式扩香系统，即利用该工程的通风空调管道系统，通过送风将扩

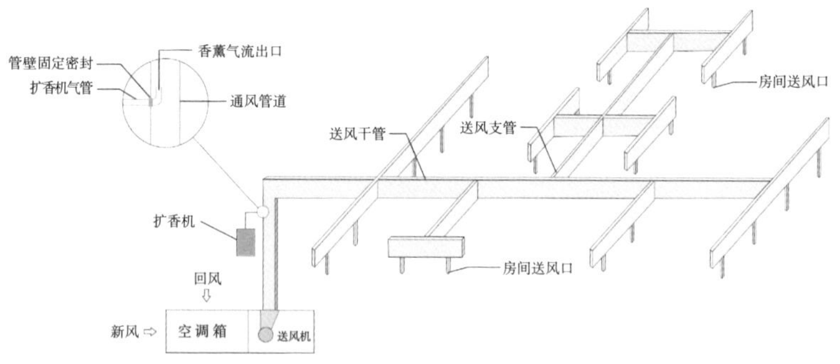

图 5-22 扩香器与通风空调系统联合使用

香气流输送并扩散到所需位置。扩香设备的选择应首先考虑其扩香量、控制方式、出口压力等参数。有的扩香器给定的选择依据仅仅是适用面积，其计算方法缺乏科学依据。

为了达到空间扩香的效果，单位时间内雾化精油的需求量是一定的，该需求量与空间容积、环境香气浓度、扩香设备控制方式、新风换气次数、精油类型及衰减速率等因素有关。精油用量的具体计算方法参见本书 5.1.2 节所述。根据空间对精油的需求量选择扩香设备的容量，还应综合考虑设备控制方式。

扩香设备控制方式，是指扩香器连续扩香或是间歇扩香以及间歇时间的控制。目前，大型扩香设备都采用了可调间歇时间的控制方式，按照间歇时间其扩香量可在 10%~100% 范围内调节。如一台扩香量为 10mL/h 的扩香器，在 50% 档运行时，扩香量为 5mL/h。

扩香器的出口压力，由扩香气泵提供，该气泵一方面提供精油雾化所需的气流速度，另一方面要克服香气管道阻力，并具备较高的出口静压。否则，该设备无法与通风空调系统联合使用。

（2）扩香设备的安装

为了缩短香气管道的长度从而减少输送阻力，通常将扩香设备紧邻通风空调管道安装，且香气管道不宜太细。香气管道插入空调管道内，并应安装顺气流方向的弯头，且插入点应密封。该接头及连接方法已获国家专利授权（专利号：ZL 201822029741.9，一种空气香氛装置连接机构），如图 5-22 局部放大图所示。[①]

图 5-22 中，香气管插入点选择在通风空调系统风机的出风段，这样不利于扩香气流进入空调管道，对扩香器的气泵压力要求较高，

① 董娴，耿世彬，连慧亮等 . 一种空气香氛装置连接机构 [P]. 专利号 ZL 201822029741.9，授权公告日 2019.11.08.

但是考虑到有些精油无法完全挥发，如果安装在进风段长期使用可能会使风机上沾染油雾。当然，对于雾化彻底的高品质、无残留的精油，将香气管插入通风空调系统的吸入段，是理想的选择。

（3）扩香设备的运行维护

集中式扩香设备安装后，应与空调系统联合运行调试，根据空间香气浓度的需求调整间歇运行时间。集中式扩香设备不宜长期连续使用，扩香用精油不宜用不易挥发的植物油稀释。集中式扩香设备应定期维护保养，防止扩香头堵塞，香气管道也应定期清洗。

5.3.3 集中式扩香系统工程案例

（1）工程背景

该工程位于南京，工程建筑面积约 15000m^2。工程有 3 个空调分区，各空调分区均采用一次回风空调系统，每个分区的空调热湿负荷和热湿比差异较大，因此不同分区选用的空调设备类型有差异。工程竣工使用几年后，对内部空气环境质量进行了测试，其温度、湿度、气流速度和颗粒物浓度基本符合要求，但空气中的微生物和放射性氡及其子体浓度超标，尤其是工程内部人员普遍反映工程内异味严重，影响了工程内人员的身体健康和工作效率，因此需要对工程内部环境进行升级改造。

该工程的内部环境升级改造方案，提高了工程新风量、增加了空气除氡灭菌功能段、增设了与空调系统配套的嗅觉调控系统等。下面以该工程其中一个空调分区为例，介绍其中嗅觉调控系统的设计和运维。该空调分区建筑面积 5000m^2，内部空间平均层高约 3m，采用一次回风空调系统，新风量为 5000m^3/h，选用 2 台组合式除湿空调机组并联，每台机组空调系统送风量约为 40000m³/h。

（2）扩香设备设计选型

①精油类型选择。为了掩盖工程内空气中的异味，提供低浓度香气，提振工作人员的精神和注意力，同时考虑到一定的抑制空气微生物的作用，该工程设计选用了以柑橘类精油为主的复方精油。

②精油雾化量计算。工程内空调系统连续运行，按扩香设备连续扩香计算该空调区域的精油消耗量。

参照 5.1.2 节的精油消耗量计算式（5-6）:

$$R_0=C(\lambda_0+K)V$$

式中 R_0——单位时间内精油的需求量，mg/h；

V——房间体积，本案例为该空调区容积，取 $V=5000\times3=15000\text{m}^3$；

K——漏风系数，本案例为该空调区新风量与容积之比，取 $k=5000/15000=0.33$；

λ_0——精油在室内衰减系数，本案例取 $\lambda_0=0.5$；

C——室内空气中精油的浓度，考虑到精油的种类、嗅觉感受、健康影响等因素，空气中精油浓度不宜超过 0.6mg/m^3，本案例取 $C=0.3\text{mg/m}^3$。

将取值带入计算公式:

$$R_0=C(\lambda_0+k)V=0.3\times(0.5+0.33)\times15000/1000=3.7\text{g/h}$$

因此，为了满足室内嗅觉环境需求，单位时间内（每小时）需向该区域空气内释放约 3.7g 气态精油。

③扩香设备选型。单位时间精油雾化量是扩香设备的重要技术指标。由于精油的品类不同，不同精油的黏度、扩散系数等因素，使得同一台雾化扩香设备雾化不同精油时雾化量存在较大差异；同

时，扩香设备的选择与系统的调控运行策略有关。扩香设备可以连续运行，也可以间歇运行，间歇运行的启、停时间比例与雾化量直接相关。

目前，市场上的雾化扩香设备由于缺乏统一技术标准，产品的制造、测试、产品标识不统一，给设计选型造成了困难。有的产品给出了雾化量，但没给出对应测试采用的精油，实际使用时差异非常大；有的产品直接给出了适用面积（如：适合 1000m^2 使用），但不知道雾化量，缺乏选择依据。

经市场比较，设计选用了某品牌的二元流体雾化扩香器 GAL-5000HF 型，产品标注适用面积为 5000m^2，可以连续运行，也可以间断运行并根据需求调整启、停时间比例。产品未标注精油雾化量，经后续测试：在无背压的情况下（不接入通风管道，雾化器出口暴露在空气中），采用柑橘类复方精油，连续运行时最大雾化量为 9g/h，雾化扩香器配用微气泵出口气压为 50kPa。

最终确定，基于以下几个因素，该区域选用 2 台 GAL-5000HF 型雾化扩香器：①选择 2 台。该空调区域有 2 台组合式空调器，工程平时维护值班时一用一备，正常使用时 2 台投入使用。为确保每台空调设备启用时都能进行嗅觉环境调控，所以选用了 2 台雾化器，为每个组合式空调机配一台。②雾化器扩香量。该区域实际需要的精油量为 3.7g/h，选用了实际最大雾化量为 9g/h 的雾化器，主要是考虑该设备可以间歇运行，通过调整启停时间比来控制精油的雾化量；同时考虑运行一段时间后设备老化、效率降低等因素。③雾化器出口气压。为了防止雾化精油对空调设备的影响，雾化扩香器的出口管连接到空调送风管的风机出口段，经计算，该接口区域通风管道的空气全压约为 2kPa，小于雾化扩香器出口气压，可以保证雾化气流顺畅地进入通风系统管道。

（3）工程现场安装调试

设备工程现场安装时，为了尽可能缩短雾化扩香设备的管道长度，选择在空调器出口管道的墙体上壁挂安装，与管道的连接如图 5-23 所示，各接头保证密封不漏气。安装后现场如图 5-24 所示。

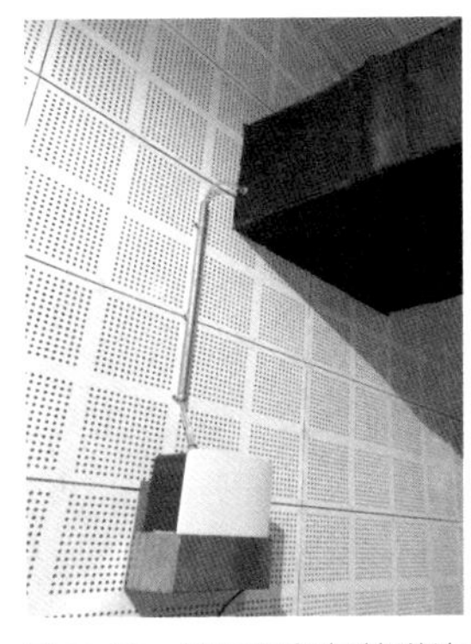
图 5-23　扩香设备与管道连接示意图

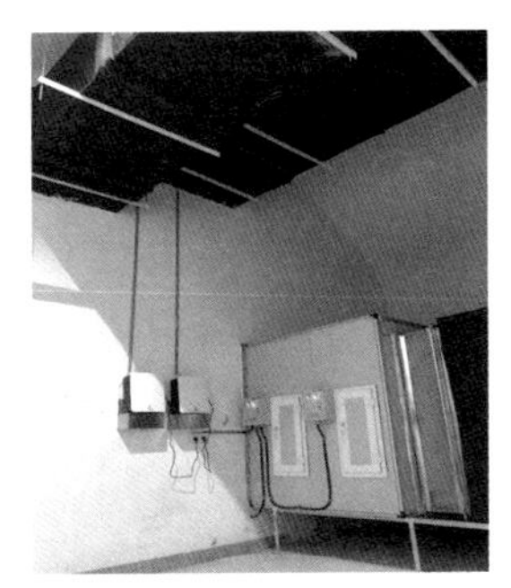
图 5-24　工程现场安装实景图

工程升级改造后，对相应的空气环境进行了测试。工程新风量达到设计要求，空气中氧气含量维持在 20% 以上，二氧化碳浓度低于 0.15%，无明显异味；空气中微生物及放射性氡气含量低于标准限值要求。嗅觉调控系统安装完毕后，扩香采用柑橘类复方精油，在空调系统风机运行时，开启扩香设备，调整启、停比例时间为 1 ： 2（即：扩香器间歇运行，微型气泵运行 1min，停止 2min）。扩香设备运行约 30min 后，该空调区域空气中可以闻到淡淡的精油香味，对工程内人员问卷调查结果显示，嗅觉调控系统改善了空气嗅觉环境，起到了提振精神、提高注意力的效果，总体上达到了预定的升级改造效果。

专有名词解释

1. 人智学：人智学是鲁道夫 · 史代纳创立的一门精神科学，用科学的方法来研究人的智慧、人类以及宇宙万物之间的关系。

2. 阴阳：中国古代哲学概念。古代朴素的唯物主义思想家把矛盾运动中的万事万物概括为“阴”和“阳”两个对立的范畴，并以双方变化的原理来说明物质世界的运动。阴阳也是中医哲学的基础，通过阴阳的划分进而有了四气五味、表里、虚实、寒热的划分。

3. 活力农耕：活力农耕是一种可持续发展的农业。活力农耕农法创造的是一个连锁反应链条：健康的土壤－阳光的植物－优质的食品－活力的人类－复苏的地球。

4. 相须：相须是中医里关于中药七情配伍的一种，意指：两种功效类似的药物配合应用，可以增强原有的药物功效。

5. 归经：归经是以中药学、中医的藏象学说和经络学说为基础。归，表示药物作用的归属；经，是脏腑经络的概称。即药物主要对某经（脏腑或经络）或者某几条经发生明显的作用。归经不同，人体的表现和对作用也不同。

6. 青气：代表花草树木的清新气味，尤其是叶片或者青草刚刚被收割后的带有鲜嫩感的气味，在白茶评鉴中也会把鲜爽的味道统称为青气。

7. 前调：又称头香、头调、初香，是香水最先透露的信息。前调通常是由挥发性高的香精散发出，味道一般较清新，大多为花香或柑橘类成分的香味。持续时间从几分钟到 30 分钟左右。

8. 中调：又称核心调、中味，是香水中最重要的部分，也是香气最主要的表达部分。它在前调消失之后开始散发出来，一般可持续 3~4 小时，是调香师用于表达香气创作的精髓部分。

9. 尾调：又称基调或后调，也就是我们常所说的“余”香。通常由微量的动物性香精和雪松、檀香等芳香树脂组成，尾调持续的时间最久，可达整日或者数日。

参考文献

[1] 翟秀丽，俞益武，吴媛媛等 . 芳香疗法研究进展 [J]，香料香精化妆品，2011（06）: 45-50.

[2] 宋鑫，蒋力生，丁之旺等 . 传统香道文化与中医养生思想初探 [J]，维普期刊专业版，2020，35（23）: 3687-3690.

[3] 姜君 . 中医芳香疗法与西方芳香疗法渊源比较 [N]，安徽中医学院学报，2013.

[4] 徐培杰 . 芳香疗法 [J]，食品与生活，2020（11）: 72-74.

[5] 李芷悦，李峰，张煜等 . 中西医“芳香疗法”发展路径的比较研究 [J]，万方医学，2017，14（28）: 93-96.

[6] Ruth von Braunschweig，温佑君 . 精油图鉴 [M]. 台北：商周出版社，2016.

[7] Monika Werner，Ruth von Braunschweig. 芳香疗法应用学（第三版）[M]，北京：新华出版社，2018.

[8] 杰克 . 特纳 . 香料传奇 [M]. 北京：生活 · 读书 · 新知三联书店，2007.

[9] 维尔弗里德 · 布兰特 . 林奈传 [M] . 北京：商务印书馆，2017.

[10] 孙凤霞 . 仪器分析 [M]. 北京：化学工业出版社，2009.

[11] 金银根 . 植物学 [M]. 北京：科学出版社，2018.

[12] 杨君 . 基于 GC_MS 和 GC_O 联用法分析佛手精油关键香气成分 [J]，食品科学，2015，36（20）: 194-197.

[13] 许怡兰 . 植物精油能量全书 [M]，台北：商周出版社，2013.

[14] 温佑君 . 香气与空间 [M]，台北：商周出版社，2006.

[15] Philippe Mailhebiau. Nouvelle Aromatherapie[M]，Edition JAKIN，1988.

[16] 倪道凤，陈志宏，刘剑锋等 . 嗅觉基础与临床 [M]. 北京：人民卫生出版社，2010.
[17] 吴亚妮 . 精油香气抗焦虑作用的代谢组学研究 [D]. 上海：上海交通大学，2013.
[18] 翟秀丽 . 两种植物精油对人抑郁情绪缓解的实验研究 [D]. 杭州：浙江农林大学，2012.
[19] 李颖洁，邱意弘，朱贻盛 . 脑电信号分析方法及其应用 [M]. 北京：科学出版社，2009.
[20] 张启飞 . 皮肤电信号下学习焦虑的识别与调节技术研究 [D]. 重庆：西南大学，2017.
[21] 逄晓龙 . 超声波雾化技术捕集微细颗粒物性能的研究 [M]. 北京：北京化工大学，2015.
[22] 葛亚勤 . 超声波雾化对微细粉尘过滤性能影响研究 [M]. 北京：北京化工大学，2010.
[23] 王东升、王菊华、黄黄等 .“超级细菌”的耐药性及抗菌新药研发 [J]. 江西科学，2012，30（06）：757-761.
[24] 李沐航 . 视觉和嗅觉对消费者味觉感知的影响研究 [D]，湖南大学，2014.
[25] 任晓亮 . 薰衣草精油嗅吸对人体脑电波影响 [D]，上海：上海交通大学，2012.
[26] L. J. van Gemert. 化合物嗅觉阈值汇编 [M]，北京：科学出版社，2018.
[27] 曹建明 . 液体喷雾学 [M]，北京：北京大学出版社，2013.
[28] 陈国栋 . 一种精油雾化器：CN201620374819.9[P]. 2016-04-28.

图书在版编目（CIP）数据

精油与嗅觉环境调控技术 / 董娴等编著 . —北京：中国城市出版社，2022.9
ISBN 978-7-5074-3548-1

Ⅰ. ①精… Ⅱ. ①董… Ⅲ. ①香精油—疗法—研究 Ⅳ. ① R459.9

中国版本图书馆 CIP 数据核字（2022）第 198411 号

本书内容共分 5 章，重点讲述了植物精油的使用对室内嗅觉环境的影响。第 1 章介绍了芳香疗法的起源、国内外发展现状及发展趋势；第 2 章介绍了植物精油相关的基础知识，包括植物科属、精油化学以及芳疗学者构建的各类模型、精油常用的萃取技术等；第 3 章介绍了精油作为气味物质对人体的健康影响，包括嗅觉系统及气味传导机理、嗅觉环境对人体情绪及生理影响、嗅觉环境的人因工程学研究方法等；第 4 章介绍了精油雾化对室内环境质量的影响，包括雾化精油辅助去除室内空气颗粒物的作用机理、精油对室内微生物抑制和杀灭的原理及实验结果等；第 5 章介绍了基于植物精油的嗅觉环境调控原理和方法，包括室内扩香浓度的控制标准和计算方法、雾化扩香设备的分类和工作原理、扩香设备在不同使用场合的设计与选用方法等。

本书可作为芳香疗法的技术资料，既适用于初学者和爱好者作为入门参考，也适用于资深芳疗师深入了解芳香疗法的基础理论，同时也为雾化扩香设备的从业者开展相关研究提供有益参考。本书引用了大量的硕博学位论文的研究方法和研究成果，也可作为室内空气环境专业的参考书，尤其在嗅觉环境调控方法、精油扩香对室内空气悬浮颗粒物、微生物的影响等方面，有一定的参考价值。

责任编辑：吕　娜　齐庆梅
书籍设计：康　羽
责任校对：王　烨

精油与嗅觉环境调控技术
董　娴　等编著
*
中国城市出版社出版、发行（北京海淀三里河路 9 号）
各地新华书店、建筑书店经销
北京雅盈中佳图文设计公司制版
北京富诚彩色印刷有限公司印刷
*
开本：850 毫米 × 1168 毫米　1/32　印张：$7^{1}/_{8}$　字数：170 千字
2022 年 9 月第一版　2022 年 9 月第一次印刷
定价：**128.00** 元
ISBN 978-7-5074-3548-1
(904512)